中医名家学术经验集（三）

经典心悟

主 编 顾文忠 顾勇刚

中医古籍出版社

图书在版编目（CIP）数据

经典心悟/顾文忠编．-北京：中医古籍出版社，2008.8
（中医名家学术经验集．第3辑）
ISBN 978-7-80174-636-8

Ⅰ．经… Ⅱ．顾… Ⅲ．中医医学基础-研究 Ⅳ．R249.7

中国版本图书馆CIP数据核字（2008）第100703号

中医名家学术经验集（三）
经典心悟
顾文忠 顾勇刚 主编

责任编辑 伊广谦
封面设计 韩博玥
出版发行 中医古籍出版社
社　　址 北京东直门内南小街16号（100700）
印　　刷 北京亚太印务有限公司
开　　本 850mm×1168mm 1/32
印　　张 6.125　　彩插1
字　　数 154千字
版　　次 2008年8月第1版 2008年8月第1次印刷
印　　数 0001~2000册
ISBN 978-7-80174-636-8
定　　价 10.00元

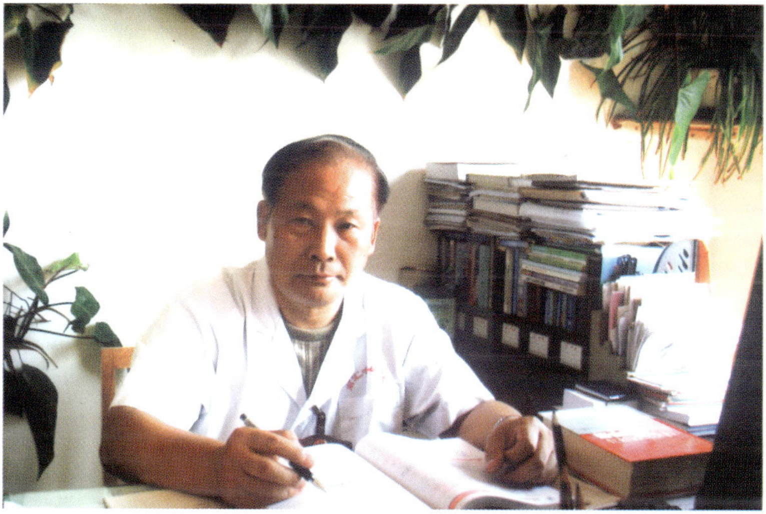

顾文忠工作照

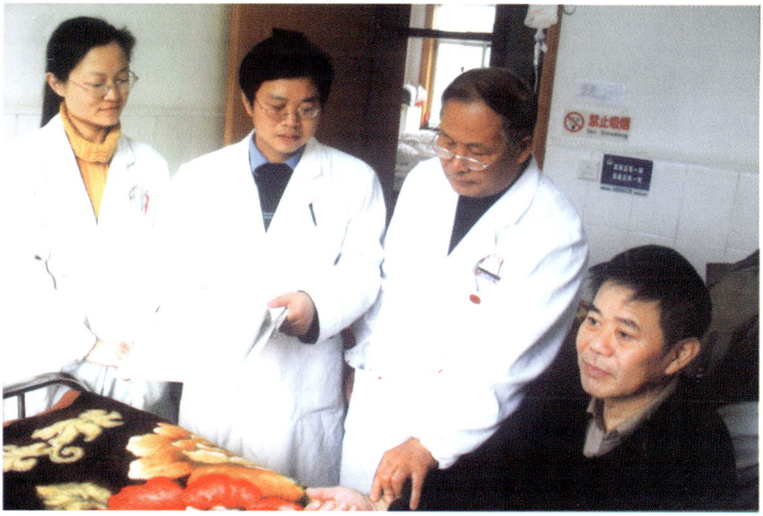

带领老中医工作室的学生病房查房

内容提要

四大经典是中医立命之根，传承之本。不学好经典，不会用经方，就不能成为学有根基、名符其实的中医师，更不可能成为“一见知病，出手即效”的名中医。

本书是上海市南汇区名中医顾文忠及其学生顾勇刚将学习四大经典的心得体会和长期在基层从事中医、中西医结合全科诊疗的经验选编而成。全书分经典研讨、经方实用、专病论治、临床科研、经方衍变和用药心得六部份，均能理论联系实际，且有一定的独特见解。本书可供中医、中西医结合临床工作者和中医爱好者在“学经典、用经方、做临床”时参考。

主编简介

顾文忠，1945 年生。1969 年毕业于上海第二军医大学，1976 年毕业于“云南省首届中医研究班”。现为上海市南汇区“高级专家带教导师”、“老中医工作室指导老师”，南汇区中心医院专家委员会委员、中医科主任医师。长期从事中医、中西医结合全科医、教、研工作，主诊中医内科、男科，擅长治疗慢性胃炎、慢性肝炎和肝硬化，以及男子性功能障碍、不育症和慢性前列腺炎等疑难病症。至今发表论文 156 篇，参编著作 4 部，荣获军队和地方医学科研成果奖 5 项、世界传统医学优秀成果奖 4 项。荣获上海市劳动模范和全国“五·一”劳动奖章。

主编简介

顾勇刚，1974年生。1997年毕业于上海中医药大学。现为上海市南汇区中心医院中医科主治医师。2004年起，经医院推荐，被区人事局、卫生局选定为优秀青年中医，作为高级专家顾文忠的带教学员和学科带头人培养对象，以继承和发扬顾文忠的学术思想和临床经验，现已圆满完成学业。在医院临床第一线从事中医和中西医结合医、教、研工作。至今发表学术论文20篇，荣获区级中医科研成果奖。

我的中医之路

（代序）

我是西医出身，半路出家的中医。所以，很多熟悉我的同事和朋友看到我非常热爱中医，“比中医还中医”的样子，都会好奇地问我：“你在二军医大学的是西医，为什么要改行搞中医?”其实，“改行”还谈不上，因为我没有抛弃西医的长处。只是近20年来，我已明显地倾心于中医了。我每天的门诊量中，有95%以上是单纯使用中药汤剂为患者辨证施治的，这是不争的事实！

我于1969年毕业于上海第二军医大学，在校期间，虽然也学过一点中医基础知识，但在实践中不用，所以是一个纯粹的西医。毕业后被“文革”的逆流卷到了大西南，从此，因祸得福，被安排在云南墨江的昆明军区驻军第80医院任内科、传染科军医。当时在治疗一些慢性胃炎、慢性肠炎和慢性肝炎等疾病时，西药疗效较差，甚至无效，患者很痛苦，我和同事们也一筹莫展。然而，医院聘请的当地一位姓苏的名老中医会诊后开出的中药汤剂却使一个个难治的患者逐步痊愈，我当时即感觉“中医药，真灵验！”我向苏老索要中药方，以便于今后自己为病人治疗。苏老笑着对我说：“中医跟西医不一样，西医是辨病治疗，中医是讲究辨证论治，不是一个病一张方子治疗的。我把方子给你，如果病人的情况正好适合它，就有效，如果不适合它，仍然无效，甚至还会加重病情。”我那时的想法有些天真，我又问苏老：“你能不能把有消炎作用的中药告诉我，我掌握了它，就可以在用西药消炎无效时，用中药去消炎。”苏老哈哈大笑说：“我佩服你们西医能把这个病、那个病，这个‘炎’、那个‘炎’弄的很清楚，这是你们的一大特长，但是你们的特短是‘见病不见人’、‘见炎不见体’，治疗一味地追求‘治病’、‘消炎’。”他接着说：“要晓得，象慢性胃炎、慢性肠炎、慢性肝炎这一类慢性病，很多病人的体质都比较差，是正气衰弱了呀！这时治疗必须顾护正气，就是要扶正祛邪，才能治好病。这是中医的一大特长，叫‘整体观念’。”最后，他说：“你们西医所谓的消炎药，就是抗细菌和病毒等一类病原体的药，说实在的，我也不知道哪些中药能抗细菌，哪些中药能抗病毒，更不知道抗哪一种细菌和哪一种病毒了！”听苏老这样一说，我直感到中医非常神奇，难以捉摸。神奇的是，它有确切的临床疗效，能治好西医药治不好的病。难以捉摸的是，它的理论很独特，用西医思维不好理解。从此，我萌生了要学习和研究中医的念头。

机会终于来了，1973年春，在全国卫生战线大搞“一把草、一根针”的群众运动中，我被医院破格选送到昆明军区后勤卫生部举办的主治军医以上参加的“西医离职学习中医班”学习中医。当时全班112人，年龄最大的60岁，最小的27岁，我是其中少数几个年轻的军医之一，为29岁，所以是半路出家。我们学习的教材是1973年出版，由上海中医学院编的包括《中医学基础》、《中草药学》、《方剂学》、《中医内科学》等全套十二门教材。师资是由云南省、昆明市及昆明军区最有名望的中老年中医师给我们上课。其中有近代“火神派”之称的已故名医吴佩衡之女吴元坤、妇科名医姚贞白、儿科名医廖濬泉以及昆明军区名中医任家濰、温克强等老师，还有现为全国名老中医的张云鹏和上海市名老中医的王辉萍老师。他们深入浅出的讲课，理论联系实际的带教，使我对中医药的兴趣越来越浓，并逐步深入到中医药的“宝库”中，看到了无数的“奇珍异宝”，我更加坚定决心，要努力继承和发扬好中医。通过一年系统的中医基本理论学习后，进入半年的临床实践。当时盛行“开门办学”，亦就是走出教室，到实践中学习。我被安排到云南省大理州下关市各中医诊所轮流跟随该市的名老中医临证抄方学习。我跟随李品荣、李翠兰父、女二位中医内、妇、儿科名医抄方时，学到了中医内、妇、儿科的祖传诊疗经验；跟随张文伯老中医抄方时，学到了诊治温热病、湿热病的经验；跟随杨丽升老中医抄方时，学到了应用大剂量附子治疗慢性病虚寒证和寒热错杂证的经验。后来转到昆明延安医院跟随张云鹏和王辉萍二位名中医抄方时，学到了他们应用经典和经方各自在内、妇科领域里力挽沉疴的经验。令我非常幸运和难忘的是，当时在下关进行临床实习时，同班的学友从下关市图书馆和中医院等图书馆借来了大量的中医药书籍和各种中医药杂志，10 平方米的小房间几乎堆了大半间。我足足用了半年晚上和节假日的时间将这些图书和杂志通阅了一遍。对其中四大经典的原著和历代名家的译著，以及杂志上的许多精彩的论文和临床经验总结等认真进行了阅读和思考，摘录了十多万字的资料，经常学习到深夜一、二点钟。有段时间我因看书太晚，腹部受凉，患了鸡鸣泻，就一边吃附子理中丸，一边仍坚持看书学习，真是如饥似渴啊！这半年白天临证实习，晚上认真读书的经历使我打下了比较扎实的基本功，且真正感悟到了中医理论的博大精深，要当好中医，必须象张仲景那样“勤求古训，博采众方”，象孙思邈那样“博极医源，精勤不倦”。“西学中班”一年半结束后，我和另外二位年轻学友均因学习成绩优异被留校在中医教研室任教。一年后，我又被军医学校领导选送到云南省“中医研究班”学习、深造2年，在那里，系统学习《黄帝内经》、《伤寒论》、《金匮要略》和《温病条辨》四大经典，进一步夯实了中医理论基础。此期间，受云南省卫生厅的委托，赴大理州巍山县跟随名老中医朱仲德学习的同时，协助整理编写了《朱仲德医疗经验》。研究班毕业前夕，我在李筱圃、张云鹏、王辉萍、康若虞等名师指导下，完成了二篇毕业论文，即“试论张仲景的寒热药共用组方法则”和“略论痰饮”，均发表在《云南医药》杂志上。研究班毕业后返回军医学校中医教研室任教员及教研室副主任。相继发表了15篇论文，荣获军区医药科技成果奖2项。1986年全军精简整编时，我主动申请转业，回到家乡上海南汇。由于抱定“不为良相，宁为良医”的决心，辞去了南汇卫生学校副校长的职务，调往南汇中心医院参加组建新的中医科，从此彻底走上了从事中医、中西医结合全科诊疗的道路。我运用在云南省向多位名老中医学到的宝贵经验为家乡人民防病治病服务，取得了一些成绩。20多年来，已积累了百余万字的病房会诊资料，记载的全部病例均是我院西医内、外、妇、儿、骨科的医生们用西医方法难以取效或束手无策的病例。有相当一部分属于疑难和急、危、重病例，全靠中医药或以中医药为主来解决，总有效率在95%以上。长期的临床实践，使我深深地体会到，学好用好四大经典十分重要，她是掌握中医理论体系、发扬中医特色优势、提高中医临床疗效的金钥匙。尤其是经典中的方剂，虽历经千百年，但世代传承，功效不减，久用不灭！反观现代西药，有多少能与此相比呢？我灵活运用经典中诸如栀子干姜汤、小柴胡汤、白虎汤、半夏泻心汤、乌梅丸、黄芪建中汤、黄土汤、下瘀血汤、银翘散、犀角地黄汤、青蒿鳖甲汤等数十个方剂治疗当今西医药不易解决的各科常见病、多发病和疑难杂症，取得了良好的疗效，有的甚至是奇效。可谓古方今用，大放异彩！至今，我在国内外医药学杂志上发表中医和中西医结合论文156篇，荣获区级科技进步奖3项，还有2项科研课题正在研究中。我还和同事一起把中医科建设成上海市农口系统的“文明窗口”，荣获区“文明班组”称号，完成了综合性医院“示范中医科”的达标创建。我本人曾荣获过上海市“十佳医师”提名奖、上海市农口系统“优秀共产党员”、上海市职工“职业道德先进个人”、上海市劳动模范和全国“五·一”劳动奖章等近30项奖励、荣誉和称号。2004年我被南汇区人民政府聘任为“高级专家带教导师”。2006年，我被南汇区卫生局聘任为“老中医工作室指导老师”。现正在继续为传承和发展本区的中医药事业发挥余热。

回顾自己的工作经历，确实是中医药成就了我！我之所以倾心于中医药，有三个重要原因。一是因为中医药是我国历代劳动人民在长期的生产、生活实践中和与疾病作斗争的过程中创造出来的，是无数的中医药大师、专家、学者不断总结、传承和创新的医疗经验，它为中华民族的繁衍发展作出了不可磨灭的贡献。这是永远也否定不了的真理，永远也取消不了的科学。二是因为中医药十分强调“以人为本”的理念。①它要求医者必须是“大医精诚”，突出一个“仁”字。对病人要“仁心”、“仁爱”、“仁慈”、“仁厚”、“仁义”，要“仁术为民”。②它要求医疗过程必须全面地、系统地看待疾病和病人，突出“整体观念”和“辨证论治”，重视宏观观察和个体化治疗。这是构建和谐医患关系的崇高理念，是当今医学模式发展的科学理念。③它要求中医和中药必须融为一体，二者不能孤立存在。中医离开了中药就失去了存在的条件，中药离开了中医就失去了存在的基础。弃医存药，谈何以人为本？三是因为中医药的特色、优势和疗效激发了我探索其奥秘的兴趣。这三个重要原因促使我立志献身于中医药事业，沿着继承、发扬、创新和发展中医药的道路走到底，成为一名真正的铁杆中医！

顾文忠

书于南汇区“顾文忠老中医工作室”

2007.10.19（重阳节）

前　言

《黄帝内经》、《伤寒论》、《金匮要略》和《温病学》等四大经典著作是中医立命之根，传承之本。现今对青年医师强调的“三基”——基本理论、基本知识、基本技能，对中医来说，就是要学习好、掌握好四大经典。不学好经典，不会用经方，就不能成为学有根基、名符其实的中医师，更不可能成为“一见知病，出手即效”的名中医。

我从西医“改行”从事中医近40年来，以“仁术、诚信、求实、创新”为座右铭，一直不断地学习和研究四大经典，努力加强理论基础，丰富学术思想，提高临床疗效，服务人民大众。在长期的“学习—实践—再学习—再实践”过程中，积累了一些学习体会、研究心得和临床经验。曾以临床论著、学术探讨、临证心得、医案报道和疑难病治验等相继发表在国内外各类医学杂志上。现整理后汇编出版，自感有一定的实用价值，可供中医工作者和中医爱好者在“学经典、用经方、做临床”时作参考。

全书内容分经典研讨、经方实用、专病论治、临床科研、经方衍变和用药心得六部份。第一部份选择的是本人在经典研究方面的点滴心得；第二部份选择本人应用经方或经方加减治疗临床各科常见病、多发病、少见病和疑难病的医案；第三部份选择本人应用经方或经方加减治疗一些自己擅长的疾病；第四部份选择本人按前瞻性科研程序进行的常见病和疑难病的临床研究；第五部份选择本人在临证实践中最常用的几个经方进行随证变化应用的经验；第六部份选择本人在治疗阳虚证时，广泛应用附子的经验。

在本书整理过程中，曾得到南汇区人事局、卫生局的领导和诸维样院长的大力支持以及中医科和“老中医工作室”同志们的大力协助，在此一并致谢。

由于笔者学术浅陋，书中缺点、错误在所难免，恳请同道批评指正。

顾文忠

2007 年 10 月

目　　录

经典研讨

经方实用

专病论治

临床科研

经方衍变

用药心得

经典研讨

一、试论张仲景的寒热药共用组方法则

中医十分重视“寒热”，把药物、疾病、体质都分为寒热两大类，成为其药理学、病理学、生理学和体质学的一条基本规律，这是祖国医药学的一大特点。学习中医，掌握其基本功，抓“寒热”二字非常重要。如果不懂药性的寒热，对疾病的性质辨不清寒热，对病人的体质不了解寒热，那就无法治病。抓住了“寒热”，就抓住了中医辨证论治的重要特点或基本规律。

张仲景是我国古代杰出的医学家，他所著的《伤寒论》和《金匮要略》是二部理法方药俱全、理论联系实际的、优秀的医学经典著作，他在《伤寒论》里，专论外感疾病的证治，在《金匮要略》里，主要论述内伤杂病的证治，都紧紧围绕“寒热”二字，辨证立法十分精细，处方用药极为精练。仲景为了治疗临床各种不同的寒、热证和寒热错杂证（实寒、虚寒、实热、虚热）以及为了提高对某些复杂病、危重病的疗效，在《内经》思想指导下，精心设计了许多不同类型、适合各种病情的寒热药共用组成的方剂，体现了圆机活法的意义和独具匠心的风格。从此，在中医方剂学和临床治疗学上，完整而具体地形成了寒热药共用组方这一大法则。仲景的这一突出贡献，对后世方剂学、治疗学的发展起了十分重要的影响。为此，有必要研究和探讨仲景关于寒热药共用组方的法则及有关药物的应用规律，以便进一步继承和发扬。同时为当前在方剂学、治疗学方面开展中西医辨病与辨证相结合，广泛实行寒热药共用组方以提高临床疗效提供理论依据与实践的启示。

仲景在《伤寒论》中，寒热药共用组方主要的有30方，在《金匮要略》中，主要有35方，合起来有65方，占《伤寒论》112方和《金匮要略》116方（非仲景方及与《伤寒论》重复方不计在内）总方数（228方）的28%。仔细剖析这些方子的寒热药配伍特点，主要有以下三种寒热药共用组方方法。

（一）寒热并调法

《内经》说："寒者热之，热者寒之。"（《素问·至真要大论》）这既是临床治疗纯寒证和纯热证的正治原则，也是治疗寒热错杂证（亦谓寒热同存证）的正治原则。本法即是在这一原则指导下，针对疾病的寒热错杂证候而设的一种常用组方治疗法。具体应用时，根据疾病寒热（实寒、虚寒、实热、虚热）表现的不同程度，把一定比例（适当数量、剂量）的热药和寒药合成于一方，以治疗寒热错杂证，即可达寒热并调、阴阳和平之功。

临床实践证明，在各种疾病的过程中，固然有纯寒、纯热、纯虚、纯实的证候，但也有不少疾病，在其发生发展过程中，证候表现错综复杂，可以同时出现既有热、也有寒、既有正虚、也有邪实的病理表现，形成寒热错杂、虚实互现、阴阳紊乱之证。在治疗时往往较棘手，如果单用热药，则机体寒（虚、实）的证候固然可得温散，但热（虚、实）的证候难免更为加剧；反之，如果单用寒药，则机体热的证候固然可得清除，但寒的证候亦难免更为严重。因此在治疗时，每须寒热并用，攻补兼施。换言之，非以寒热药共用组方施治，就不能达到"阴平阳秘"（《素问·生气通天论》）的目的。正如尤在泾在评论附子泻心汤时所说："此证邪热有余而正阳不足，设治邪而遗正，则恶寒益甚，或补阳而遗热，则痞满愈增。此方寒热补泻，并投互治，诚不得已之苦心，然使无法以制之，鲜不混而无功矣。方以麻沸汤渍寒药，别煮附子取汁，合和与服，则寒热异其气，生熟异其性，药虽同行，而功则各奏，乃先圣之妙用也。”（《伤寒贯珠集》）又如陈蔚在评论栀子干姜汤时指出：“栀子性寒，干姜性热，二者相反，何以同用之？而不知心病而烦，非栀子不能清之，脾病生寒，非干姜不能温之，有是病则用是药，有何不可！”（引自《伤寒论译释》）尤、陈二氏充分说明了临证对于寒热错杂证候，应用寒热药共用组方，实行寒热并调，补泻同施的必要性和重要性，同时也对于那种怀疑“寒热药共用组方，是否因两种药性相反而互相克制、抵消药效”的主观看法，给予了有力而忠恳的回答。

现将仲景用“寒热并调法”组成的 20 张方子列表分析如下，以便于在实践中辨证应用或组方时效法。

1. 桂枝二越婢一汤

①药物组成
- 寒（凉）药——石膏。
- 热（温）药——麻黄、桂枝、生姜。
- 其　它　药——芍药、甘草、大枣。

②寒热药作用——麻桂解表散寒，石膏清泄里热。
③病理——邪郁肌表，里热较甚。
④适应症——发热恶寒，热多寒少，烦热口渴，脉微弱者。
⑤条文数——《伤寒论》(27)。

2. 大青龙汤

①药物组成
- 寒（凉）药——石膏。
- 热（温）药——麻黄、桂枝、生姜。
- 其　它　药——杏仁、甘草、大枣。

②寒热药作用——麻桂解表散寒，石膏清热除烦。
③病理——风寒外闭，热郁于里。

④适应症——发热恶寒，不汗出，口渴烦燥。病溢饮者，当发其汗。

⑤条文数——《伤寒论》(38，39)；《金匮要略》第十二篇(21)。

3. 小青龙加石膏汤

①药物组成
- 寒(凉)药——石膏。
- 热(温)药——麻黄、桂枝、干姜、细辛、半夏。
- 其它药——芍药、甘草、五味子。

②寒热药作用——麻桂解表散寒，姜夏辛温化寒饮，石膏清除郁热。

③病理——外寒内饮，饮重于热。

④适应症——心下有水，肺胀咳，上气而喘，脉浮烦躁。

⑤条文数——《金匮要略》第七篇(14)。

4. 厚朴麻黄汤

①药物组成
- 寒(凉)药——石膏。
- 热(温)药——麻黄、细辛、干姜、半夏。
- 其它药——厚朴、杏仁、小麦、五味子。

②寒热药作用——麻辛姜夏开肺降逆逐饮，石膏消除饮中微热。

③病理——饮邪挟热上迫。

④适应症——咳嗽上气，脉浮胸满。

⑤条文数——《金匮要略》第七篇(8)。

5. 白虎加桂枝汤

①药物组成
- 寒（凉）药——石膏、知母。
- 热（温）药——桂枝。
- 其　它　药——粳米、甘草。

②寒热药作用——桂枝散表寒；膏知清里热。（本方亦可属后述的“去性取用法”桂枝取其通经脉之用。）

③病理——表邪未尽，里热炽盛。

④适应症——温疟者，身先热后寒，骨节疼烦，时呕。

⑤条文数——《金匮要略》第四篇（4）。

6. 麻黄升麻汤

①药物组成
- 寒（凉）药——石膏、知母、黄芩。
- 热（温）药——麻黄、桂枝、干姜。
- 其　它　药——升麻、当归、萎蕤、芍药、天冬、茯苓、白术、甘草。

②寒热药作用——麻桂姜温散表里之寒；膏知芩清泄里热。

③病理——误下伤正，阳陷入阴，表未尽解，上热下寒。

④适应症——大下后，寸脉沉而迟，手足厥逆，下部脉不至，咽喉不利，唾脓血，泄利不止者。

⑤条文数——《伤寒论》（357）。

7. 桂枝芍药知母汤

①药物组成
- 寒（凉）药——知母。
- 热（温）药——麻黄、桂枝、生姜、附子。
- 其　它　药——芍药、甘草、白术、防风。

②寒热药作用——麻桂姜附祛风散寒除湿；知母清除郁热。

③病理——风寒湿邪，侵入关节，郁而化热，上泛下注。

④适应症——诸肢节疼痛，身体尫羸，脚肿如脱，头眩短气，温温欲吐。

⑤条文数——《金匮要略》第五篇（8）。

8. 附子泻心汤

①药物组成
- 寒（凉）药——黄连、黄芩、大黄。
- 热（温）药——附子。

②寒热药作用——芩连大黄泻热痞；附子温阳散寒。

③病理——热滞心下，阳气虚弱。

④适应症——心下痞，而复恶寒汗出者。

⑤条文数——《伤寒论》（155）。

9. 半夏泻心汤

①药物组成
- 寒（凉）药——黄连、黄芩。
- 热（温）药——干姜、半夏。
- 其　它　药——人参、甘草、大枣。

②寒热药作用——芩连清泻热痞；姜夏温散寒湿。

③病理——少阳误下，热滞心下，中气虚弱。

④适应症——心下痞，呕而肠鸣。

⑤条文数——《伤寒论》（149）；《金匮要略》第十七篇（10）。

10. 干姜黄芩黄连人参汤

①药物组成
- 寒（凉）药——黄连、黄芩。
- 热（温）药——干姜。
- 其　它　药——人参。

②寒热药作用——芩连清上焦热；干姜温中止利。

③病理——本脾胃寒，又误吐下，中寒格拒，上下不通。

④适应症——伤寒，本自寒下，医复吐下之，寒格，更逆吐下。

⑤条文数——《伤寒论》(359)。

11. 黄连汤

①药物组成
- 寒（凉）药——黄连。
- 热（温）药——桂枝、干姜、半夏。
- 其　它　药——人参、甘草、大枣。

②寒热药作用——黄连泻心包之火；桂姜夏温胃散寒。

③病理——热在心中，寒在胃肠。

④适应症——胸中有热，胃中有寒，腹中痛，欲呕吐者。

⑤条文数——《伤寒论》(173)。

12. 乌梅丸

①药物组成
- 寒（凉）药——黄连、黄柏。
- 热（温）药——附子、干姜、桂枝、细辛、蜀椒。
- 其　它　药——人参、当归、乌梅。

②寒热药作用——附桂椒辛姜温散肠寒；黄连黄柏清泻胃热。

③病理——胃热肠寒，蛔虫窜扰。

④适应症——蛔厥者，静而复时烦，须臾复止，得食而呕，又烦，其人自吐蛔。

⑤条文数——《伤寒论》(338)；《金匮要略》第十九篇(7)。

13. 柴胡桂枝汤

①药物组成
- 寒（凉）药——柴胡、黄芩。
- 热（温）药——桂枝、生姜、半夏。
- 其　它　药——人参、芍药、甘草、大枣。

②寒热药作用——桂姜发散太阳风寒；柴芩和解少阳邪热。

③病理——少阳兼太阳表证。

④适应症——发热微恶寒，支节烦痛，微呕，心下支结，外症未去者。

⑤条文数——《伤寒论》(146)。

14. 柴胡桂枝干姜汤

①药物组成
- 寒（凉）药——柴胡、黄芩、括蒌根。
- 热（温）药——桂枝、干姜。
- 其　它　药——牡蛎、甘草。

②寒热药作用——柴芩和解少阳邪热；姜桂散寒宣化停饮。

③病理——少阳误下，邪留正伤，水饮停滞，阳郁不宣。

④适应症——胸胁满微结，小便不利，渴而不呕，但头汗出，往来寒热，心烦者。

⑤条文数——《伤寒论》(147)。

15. 桂枝加大黄汤

①药物组成
- 寒（凉）药——大黄。
- 热（温）药——桂枝、生姜。
- 其　它　药——芍药、甘草、大枣。

②寒热药作用——桂姜发散风寒；大黄清热泻实。

③病理——太阳误下，表邪未解，热陷阳明。

④适应症——本太阳病，医反下之，腹中大实痛者。

⑤条文数——《伤寒论》(279)。

16. 苓甘五味加姜辛半杏大黄汤

①药物组成：
- 寒（凉）药——大黄。
- 热（温）药——干姜、细辛、半夏。
- 其 它 药——茯苓、杏仁、甘草、五味子。

②寒热药作用——姜辛夏温肺化饮；大黄清泻胃热。

③病理——肺寒留饮，挟热上冲。

④适应症——支饮者，胸满，咳逆倚息不得卧，其人形肿，面热如醉。

⑤条文数——《金匮要略》第十二篇（38）。

17. 厚朴七物汤

①药物组成：
- 寒（凉）药——大黄。
- 热（温）药——桂枝、生姜。
- 其 它 药——厚朴、枳实、甘草、大枣。

②寒热药作用——桂姜疏解表邪；大黄攻下里实。

③病理——表邪未尽，里实气滞。

④适应症——病腹满，发热十日，脉浮而数，饮食如故。

⑤条文数——《金匮要略》第十篇（9）。

18. 栀子干姜汤

①药物组成：
- 寒（凉）药——栀子。
- 热（温）药——干姜。

②寒热药作用——栀子清上焦热；干姜温中散寒。

③病理——太阳误下，热陷胸膈，脾胃虚寒。

④适应症——伤寒，医以丸药大下之，身热不去，微烦者。

⑤条文数——《伤寒论》（80）。

19. 竹叶汤

①药物组成
- 寒（凉）药——竹叶、葛根。
- 热（温）药——桂枝、防风、生姜、附子。
- 其　它　药——人参、甘草、大枣、桔梗。

②寒热药作用——竹叶葛根散阳明经风热；桂枝、防风解太阳经风寒；附子固护里阳。

③病理——妇人产后，阳气虚弱，既感风寒，又感风热。

④适应症——产后中风，发热，面正赤，喘而头痛，颈项强者。

⑤条文数——《金匮要略》第二十一篇（8）。

20. 桔皮竹茹汤

①药物组成
- 寒（凉）药——竹茹。
- 热（温）药——橘皮、生姜。
- 其　它　药——人参、甘草、大枣。

②寒热药作用——姜橘温胃理气；竹茹清胃降逆。

③病理——胃气虚寒，稍挟虚热。

④适应症——呃逆频频发作，或兼有恶心者。

⑤条文数——《金匮要略》第十七篇（23）。

按　上表20张方子中，属表里同病的寒热错杂证治方计9方，其中为表寒里热的有8方（桂枝二越婢一汤、大青龙汤、桂枝加大黄汤、麻黄升麻汤、白虎加桂枝汤、小青龙加石膏汤、桂枝芍药知母汤、厚朴七物汤），为表热里寒的有1方（竹叶汤）。针对表寒里热证，仲景是根据寒热的不同程度来用药的。表寒重，即表实无汗者，用麻黄与桂枝配伍（桂枝二越婢一汤、大青龙汤、小青龙加石膏汤、桂枝芍药知母汤、麻黄升麻汤）

以发汗解表；表寒轻者，或表虚有汗者则主以桂枝（桂枝加大黄汤、白虎加桂枝汤、厚朴七物汤）轻疏在表之寒邪。里热甚者，以石膏与知母配伍（白虎加桂枝汤、麻黄升麻汤）；里热不甚者，主以石膏（桂枝二越婢一汤、大青龙汤、小青龙加石膏汤）；里热轻者，主以知母（桂枝芍药知母汤）；里热结实（大肠）者，主以大黄（桂枝加大黄汤、厚朴七物汤）以清解里热、里实。针对表热里寒证，仲景用竹叶、葛根、解表热，附子温里寒、固里阳。属半表半里兼表的寒热错杂证治方有1方（柴胡桂枝汤），半表半里兼里的寒热错杂证治方有1方（柴胡桂枝干姜汤），此二方中，仲景都以柴胡配黄芩和解半表半里。属里证的寒热错杂证治方计9方，其中为上热下寒的有4方（栀子干姜汤、黄连汤、干姜黄芩黄连人参汤、附子泻心汤），为胃热肠寒的有2方（半夏泻心汤、乌梅丸），为肺寒胃热的有1方（苓甘五味姜辛半杏加大黄汤），为肺寒挟热（寒热都在本脏）的有1方（厚朴麻黄汤），为胃寒挟热（寒热都在本腑）的有1方（桔皮竹茹汤）。在这些方中，仲景依据寒热所在脏腑、部位的不同来用药，其清上热（心）或胃热者，多主以栀子或黄连、黄芩，若用大黄者，是以通利大便泻胃热也（苓甘五味姜辛半杏加大黄汤）；温下寒（胃）或肠寒、阳虚外寒者，多主以干姜或桂枝、附子。温肺化饮多以干姜、细辛、半夏相伍，清饮中郁热主以石膏，温胃理气用桔皮、生姜，清胃止呕用竹茹。从上述简略的分析中，仲景“审证用药，审药定方”之精义可略见一斑矣！

（二）去性取用法（革性存用法）

根据病证寒热性质的不同，在组方治疗寒证时，遵《内经》“治寒以热”（《素问·至真要大论》）的原则，以多量（药物的数量、剂量）温热药祛寒为主，同时应用少量寒凉药（其有特殊功用，为病证所需要）于方中，其寒凉之性被革，而功用仍保留，进一步加强了温热药的治疗作用；治疗热症时，遵《内经》“治热以寒”（《素问·至真要大论》）的原则，以多量寒凉药清热为主，同时应用少量温热药（其有特殊功用，为病证所需）于方中，其温热之性被革，而功用仍保留，进一步加强了寒凉药的治疗作用。这种相反适相成的组方方法，叫作“去性取用法”（亦有书称“革性存用法”）。或许有人怀疑：“既然药性已去，药物的功用还存在吗?”对此，《伤寒质难》说：“大凡药性寒热，可因朋侪之同化，而变易其个性，然药味之本质仍能各个发挥其特效，此复方之妙也。”“药性之寒热可以相夺，药味之功能可以相成，调和药物以成立方剂，运用方剂以适应疗法，此治疗学理上之基础也。”又说：“寒热并用，或寓监制之意，或具反佐之能，或取味而遗性，或革性而存用。热多寒少，不失其为温，寒多热少不失其为凉，更多更少，取味取性，医者之权衡也。”这些精辟论述，足以解除疑虑矣！

仲景创制的桃核承气汤及大黄附子汤、三物备急丸和后世发展的温脾汤（《千金方》）即是“去性取用法”的典型代表方。桃核承气汤为治疗瘀热互结、血蓄下焦之证。《伤寒论语释》在本方论中说：“这里使用桂枝并非取其解外，因本方大黄的用量倍于桂枝，则桂枝不得不从大黄下行而削弱其辛散走表的功用，且大黄得桂枝之辛甘，亦不致直泻肠胃，使能随入经脉，发挥其攻热逐瘀之力。”说明本方中使用桂枝是取其“散下焦蓄血”（成无已）的功用，其温性则被倍量的大黄、等量的芒硝之寒性所革。全方之综合作用不失为“泻实热、化瘀凝”，是则桂枝乃“去性取用”可明矣！大黄附子汤、三物备急丸和后世的温脾汤，都属于温阳导滞类的方剂，治疗肠胃寒冷积滞之证。《中医治法与方剂》在分析本类方剂时指出：“硝黄是寒性泻下药，用于热结便秘自然适宜，若治疗寒冷积滞，是以寒投寒，显然与病情相反。若与辛温的干姜、附子同用，则硝黄苦寒之性去，而泻下的作用仍然存在，虽用寒性药治疗寒证，也无妨碍。此即方剂配伍中‘去性取用’的配伍形式。不过在配伍本类方剂时，要注意辛热药与寒凉药之间的比例，一定要辛热药的数量和剂量多于寒凉药的数量和剂量，才能达到‘去性取用’的目的。这种配伍法则颇有实用意义。”此即概括地说明了“去性取用法”的原理和配伍之术也。

现将仲景应用“去性取用法”组成的 14 张方子列表分析如下，以便于在实践中辨证应用和组方时效法。

1. 麻黄杏仁甘草石膏汤

①药物组成
- 寒（凉）药——石膏。
- 热（温）药——麻黄。
- 其　它　药——杏仁、甘草。

②寒热药作用——石膏清泄肺热；麻黄用其宣肺平喘。

③病理——表邪入里，误用汗下，损耗津液，热壅于肺。

④适应症——发汗后，下后，不可更行桂枝汤，汗出而喘，无大热者。

⑤条文数——《伤寒论》（63，162）。

2. 越婢汤

①药物组成
- 寒（凉）药——石膏。
- 热（温）药——麻黄、生姜。
- 其　它　药——甘草、大枣。

②寒热药作用——石膏清泄肺热；麻黄用其宣肺利水。

③病理——热郁于肺，肺气失宣，水道不通。

④适应症——风水恶风，一身悉肿，脉浮不渴，续自汗出，无大热者。

⑤条文数——《金匮要略》第十四篇（22）。

3. 木防己汤

①药物组成
- 寒（凉）药——石膏，木防己。
- 热（温）药——桂枝。
- 其　它　药——人参。

②寒热药作用——石膏、防己清热利湿；桂枝用其通阳行水。

③病理——膈间停饮，病久热化。

④适应症——膈间支饮，其人喘满，心下痞坚，面色黧黑，其脉沉紧，得之数十日，医吐下之不愈。

⑤条文数——《金匮要略》第十二篇（22）。

4. 竹皮大丸

①药物组成
- 寒（凉）药——石膏、生竹茹、白薇。
- 热（温）药——桂枝。
- 其　它　药——甘草、大枣。

②寒热药作用——膏竹白止呕退热除烦；桂枝用其通血脉，平冲逆。

③病理——产后津伤，胃热上冲。

④适应症——妇人乳中虚，烦乱，呕逆。

⑤条文数——《金匮要略》第二十一篇（9）。

5. 桃核承气汤

①药物组成
- 寒（凉）药——大黄、芒硝。
- 热（温）药——桂枝。
- 其　它　药——桃仁、甘草。

②寒热药作用——硝黄软坚散结、活血荡热；桂枝用其行气通利血脉。

③病理——太阳病，瘀热互结膀胱。

④适应症——太阳病，热结膀胱，其人如狂，外解已，但少腹急结者。

⑤条文数——《伤寒论》(106)。

6. 茵陈五苓散

①药物组成 {寒（凉）药——茵陈、泽泻。
热（温）药——桂枝。
其 它 药——茯苓、猪苓、白术。

②寒热药作用——茵陈泽泻清热利湿；桂枝用其通阳化气。

③病理——湿热郁结，浊气下流，小便不利。

④适应症——黄疸病，湿重于热者。

⑤条文数——《金匮要略》第十五篇（18）。

7. 大黄附子汤（三物备急丸）

①药物组成 {寒（凉）药——大黄。
热（温）药——附子、细辛（巴豆、干姜）。

②寒热药作用——辛附（豆、姜）温阳散寒；大黄用其破结消滞。

③病理——沉寒挟滞。

④适应症——胁下偏痛，发热，其脉紧弦。中恶客忤，心腹胀满，卒痛如锥刺，气急口噤，停尸卒死者。

⑤条文数——《金匮要略》第十篇（15）；《金匮要略》第二十三篇（3）。

8. 小陷胸汤

①药物组成 {寒（凉）药——黄连、括蒌实。
热（温）药——半夏。

②寒热药作用——黄连蒌实清热除痰散结；半夏用其降痰消痞除满。

③病理——表证误下，热与痰结。

④适应症——小结胸病，正在心下，按之则痛，脉浮滑者。

⑤条文数——《伤寒论》（138，141）。

9. 黄芩加半夏生姜汤

①药物组成：
- 寒（凉）药——黄芩。
- 热（温）药——半夏、生姜。
- 其　它　药——芍药、甘草、大枣。

②寒热药作用——黄芩清热止利；姜夏用其降逆止呕。

③病理——太阳少阳合病，邪热偏盛少阳，或热邪上逆下迫。

④适应症——太阳与少阳合病，干呕而利者。

⑤条文数——《伤寒论》（172）；《金匮要略》第十七篇（11）。

10. 括蒌薤白白酒汤

①药物组成：
- 寒（凉）药——括蒌实。
- 热（温）药——薤白、白酒。

②寒热药作用——薤白白酒通阳豁痰；括蒌实用其化痰散结。

③病理——胸阳不振，痰阻气机。

④适应症——胸痹之病，喘息咳唾，胸背痛，短气者。

⑤条文数——《金匮要略》第九篇（3）。

11. 括蒌瞿麦丸

①药物组成
- 寒（凉）药——括蒌根、瞿麦。
- 热（温）药——附子。
- 其　它　药——茯苓、薯蓣。

②寒热药作用——附子温阳化气；蒌、麦用其生津利水。

③病理——肾阳虚弱，水气不化，津不上承。

④适应症——小便不利，有水气，其人若渴者。

⑤条文数——《金匮要略》第十三篇（11）。

12. 柏叶汤

①药物组成
- 寒（凉）药——柏叶、马通汁。
- 热（温）药——干姜、艾叶。

②寒热药作用——干姜艾叶温中止血；柏叶取其止血之用。（本方亦属于后述之“反佐诱导法”，柏叶马通汁寒凉引降，使妄行之血顺而下）。

③病理——中气虚寒，不能摄血。

④适应症——吐血服寒凉药而不止者。

⑤条文数——《金匮要略》第十六篇（14）。

13. 射干麻黄汤

①药物组成
- 寒（凉）药——射干。
- 热（温）药——麻黄、细辛、生姜、半夏。
- 其　它　药——紫菀、冬花、大枣、五味子。

②寒热药作用——麻辛姜夏散寒化饮；射干用其降逆消痰。

③病理——寒饮郁肺。

④适应症——咳而上气，喉中有水鸡声者。

⑤条文数——《金匮要略》第七篇（6）。

14. 三物白散

①药物组成
- 寒（凉）药——贝母。
- 热（温）药——巴豆。
- 其　它　药——桔梗。

②寒热药作用——巴豆散寒逐水开闭；贝母用其消痰散结。

③病理——寒与痰水相结。

④适应症——寒实结胸，无热证者。

⑤条文数——《伤寒论》(141)。

按 上表14张方子中，仲景作“去性取用”的寒凉药有大黄、贝母、射干、柏叶、瞿麦、括蒌根、括蒌实；温热药有麻黄、桂枝、半夏。其中以麻黄去性取用的有2方（麻黄杏仁甘草石膏汤、越婢汤），以桂枝去性取用的有4方（茵陈五苓散、木防己汤、竹皮大丸、桃核承气汤）。所以对仲景在此应用麻黄、桂枝的意义和配伍法度值得探讨。据《神农本草经》及《本草纲目》记载，麻黄主要有“发表出汗”、“止咳逆上气”、“治水肿”三大功效。大凡仲景用麻黄，目的在于发汗解表者，则必配以桂枝；如麻黄汤、大青龙汤、小青龙汤等即是，此只适用于伤寒无汗表实之病例，前法中已论及。其与石膏同用，不配以桂枝者，则既适用于无汗之病例，也适用于发热汗出之病例，如上表中麻黄杏仁甘草石膏汤（“汗出而喘”）、越婢汤（“续自汗出”）即是。前方麻黄与石膏相伍，石膏量倍于麻黄，成为辛凉之重剂，目的在于清肺平喘，用麻黄乃取其平喘之功，后方石膏量稍大于麻黄，为辛凉稍重剂，目的在于清肺散水，用麻黄乃取其散水之能。此即麻黄在上述二方中所起之不同作用也。《本经疏证》说：“桂枝用之之道有六：曰和营、曰通阳、曰利水、曰下气、曰行瘀、曰补中。”在上表有桂枝的四方中，已见其中的四大功效了。茵陈五苓散用桂枝配苓术即通阳（化气行水）也，木防己汤用桂枝配防己即利水也，竹皮大丸用桂枝配竹茹即下气（平冲逆）也，桃核承气汤用桂枝配桃仁即行瘀也，再加上桂枝汤用桂枝配芍药以和营、黄芪建中汤用桂枝配黄芪以补中，即成六大功效。此为仲景用桂枝在不同配伍中所发挥之不同作用也。

（三）反佐诱导法

《内经》说："逆者正治，从者反治。"（《素问·至真要大论》）前者是治疗中的一种常法，如"寒者热之，热者寒之"。后者是治疗中的一种变法，如"热因寒用，寒因热用"（《素问·至真要大论》）。反佐诱导法，即属后者一种变法。本法的具体应用有二种，一是在方剂组成中使用反佐药物，即在组方治疗寒证时，应用少量寒凉药反佐于大队温热药中，以起到监制过度燥热之性或诱导温热药直达病所，协同温热药发挥治疗作用；治疗热证时，应用少量温热药反佐于大队寒凉药中，以起到监制过度寒凉之性或诱导寒凉药直达病所，协同寒凉药发挥治疗作用。另一种是服药方法上的反佐，即用寒药治热证的热服法和用热药治寒证的冷服法。反佐诱导法常在正治法无效时采取，一般用在"当疾病发展到阴阳格拒的严重阶段而出现假象，或对大寒、大热证的治疗如果单纯以热治寒或以寒治热，往往会发生药物下咽即吐的格拒现象而影响治疗效果"时，以"防止疾病对药物的格拒、对抗作用。"（《中医学基础》）张景岳说："反佐者，谓药同于病，而顺其性也。如以热治寒，而寒拒热，则反佐以寒而入之；以寒治热，而热格寒，则反佐以热而入之。又如寒药热用，借热以行寒；热药寒用，借寒以行热。是皆反佐变通之妙用，盖欲因其势而利导之耳。"此即概括地说明了反佐诱导法的适应证、使用法及其意义也！

仲景创制的薏苡附子败酱散和白通加猪胆汁汤是反佐诱导法的典型代表方。前方用微量辛热的附子作反佐，即是尤在泾所说“假其辛热，以行郁滞之气”（《金匮要略心典》），使之与大量寒凉药的败酱、薏苡仁同用，能引阴药入于阳分，有利于排脓消痈；后方为专治少阴病之阴盛格阳证，用人尿、猪胆汁作反佐，是取其苦（咸）寒降利，引阳药入于阴分，使阴阳无格拒之患。正如章虚谷在本方论中所说：“阴阳之气，互相为根，故可互相为用，此方即内经反佐之法也。以其下利脉微，先与白通汤辛热助阳，以辟寒邪；而利不止，反厥逆无脉，干呕而烦热，其本身阳微欲绝，寒邪格拒，故辛热之药不能入，而反佐咸苦阴寒为引导，然后热药得入，以回垂绝之阳。……盖寒热之药同煎，则气味相和，化为温平；此方热药煎好，然后和入寒药，则各行其性，导引阳药入阴，使阴阳交通而无格拒之患，此阴阳互相为用，由其互相为根故也。可知仲景之法，皆本阴阳气味，裁制权宜而配合者，义理精微，有难言喻。”（《伤寒本旨》）

在此需要明确的是，本法与前述之“去性取用法”，在药物配伍形式上似乎无异，其实有别。“去性取用法”组方，用少量与治法相反而与病证性质相同的药物于方中，主要是欲取其“功用”，本法组方用反佐药物于方中，主要是欲取其“性味”，尽管这种区别并不是十分严格的。诚然，“寒热并调法”组方所用之药物乃“性味”与“功用”全取矣！

现将仲景用反佐诱导法组成的六张方子列表分析如下，以便于在实践中辨证应用和组方时师法。

1. 通脉四逆加猪胆汁汤

①药物组成：
- 寒（凉）药——猪胆汁。
- 热（温）药——附子、干姜。
- 其　它　药——甘草。

②寒热药作用——姜附逐寒回阳；猪胆汁苦寒反佐，引阳药直入阴分。

③病理——阳气衰微，阴盛格阳（格阳于外）。

④适应症——吐、下已断，汗出而厥，四肢拘急不解，脉微欲绝者。

⑤条文数——《伤寒论》(390)。

2. 白通加猪胆汁汤

①药物组成
- 寒（凉）药——猪胆汁，人尿。
- 热（温）药——附子、干姜。
- 其　它　药——葱白。

②寒热药作用——姜附逐寒回阳；猪胆汁、人尿苦寒反佐，引阳药直入阴分。

③病理——阳气衰微，阴盛格阳（格阳于上）。

④适应症——利不止，面赤，干呕，烦躁，厥逆无脉。

⑤条文数——《伤寒论》(315)。

3. 黄土汤

①药物组成
- 寒（凉）药——黄芩。
- 热（温）药——附子。
- 其　它　药——灶中黄土、干地黄、白术、阿胶、甘草。

②寒热药作用——附子温中扶阳；黄芩苦寒坚阴，制附子刚燥之性。

③病理——脾肾虚寒，不能摄血。

④适应症——下血，先便后血，为远血者。

⑤条文数——《金匮要略》第十六篇（15)。

4. 薏苡附子败酱散

①药物组成 { 寒（凉）药——薏苡仁，败酱。
热（温）药——附子。

②寒热药作用——败酱苡仁排脓消痈；附子辛热行郁滞之气。

③病理——肠痈脓成，营郁成热。

④适应症——肠内有痈脓，其身甲错，腹皮急，按之濡，如肿状，腹无积聚，身无热，脉数者。

⑤条文数——《金匮要略》第十八篇（3）。

5. 风引汤

①药物组成 { 寒（凉）药——大黄、石膏、滑石、寒水石。
热（温）药——干姜、桂枝。
其　它　药——龙骨、牡蛎、赤石脂、白石脂、紫石英、甘草。

②寒热药作用——大黄“三石”下热清热；干姜桂枝以热监寒。

③病理——热盛动风。

④适应症——大人风引，少小惊痫瘛疭，日数十发。

⑤条文数——《金匮要略》第五篇（5）。

6. 王不留行散

①药物组成 { 寒（凉）药——黄芩、蒴藋叶、桑根白皮。
热（温）药——干姜、川椒。
其　它　药——王不留行、厚朴、芍药、甘草。

②寒热药作用——蒴藋叶清热毒、续筋骨，黄芩桑根皮凉血止血；干姜川椒温行血瘀。

③病理——机械创伤，营卫失利。

④适应症——金疮出血，（妇人产后瘀血者亦可）。

⑤条文数——《金匮要略》第十八篇（6）。

按 上表6张方子中，仲景作反佐诱导用的寒凉药有黄芩、人尿、猪胆汁，温热药有附子、桂枝、干姜、川椒。其中用黄芩作反佐与附子同用的黄土汤及用附子作反佐与败酱、苡仁同用的薏苡附子败酱散，最耐人寻味。二方都用附子，但由于配伍与剂量不一，其所起之作用则大不相同。前方用之量大以温阳散寒，但又恐其辛热动血，故反佐黄芩以制之；后方用之量小以"导热行结"（《金匮要略论注》），反无虑其动热助邪，而见其"除症坚积聚"《本经蔬正》）。仲景用附子之精熟与胆识达此等程度，实令人惊叹！然今世之人，仍有惧附子之毒，治病该用而不敢用之者，欲用薏苡附子败酱散治肠痈脓成之证，怕更无胆量了。但学得仲景之法度者益多，尤在当前继承、发扬、创新和发展中医药的大好形势下，不少医者应用薏苡附子败酱散，加大附子剂量，或合附子泻心汤、白虎汤等，使之一跃而成温阳败毒、温阳清热剂，在抢救感染性休克（热病亡阳）等危重疾病过程中，发挥了很大的作用，取得了良好的疗效。由此，对仲景应用附子之义理确实值得研讨。另外，上表中应用干姜的四张方子（白通加猪胆汁汤，通脉四逆加猪胆汁汤，风引汤，王不留行散）也是富有趣味的。前二方，用干姜配附子是为正佐，使破阴回阳之力益强；风引汤用干姜（及桂枝）是为反佐，乃用其热性以监制大黄、石膏、滑石、寒水石之大寒；王不留行散用干姜（及川椒）亦为反佐，然用其温行血瘀。同为一味干姜，仲景用之，则其功效有如此之多，此亦值得今之医者学习与深思矣！

二、八纲辨证在经典著作中的证例

八纲，即表、里、寒、热、虚、实、阴、阳八类证候，是中医辨证施治的理论基础之一，它是对病理、证候、诊断、治疗等都有重要的指导作用。所以自故至今为学习中医必须掌握的一项基本功。

中医辨证的方法有多种，如腑脏辨证、气血津液辨证、六经辨证、卫气营血辨证及三焦辨证等，但八纲辨证是各种辨证的总纲，它是从各种辨证方法的个性中概括出来的共性，在诊断疾病的过程中，有执简驭繁、提纲挈领的作用。正如《医学心悟》所说："病有总要，寒热虚实表里阴阳八字而已。"但是八纲辨证并不意味着把临床上各种证候划分为八个孤立的、静止的、界线分明的区域，它们之间是相互联系而不可分割的。《景岳全书》说："六变者，表里寒热虚实也。""寒热之表里当知，寒热之虚实亦不可不辨。"这就明确指出，疾病是在变化的，其变化往往不是单纯的，而是经常出现表里、寒热、虚实交织在一起的错综复杂的情况。所以，临床应用八纲辨证，既要明确每一纲的临床表现特点，又要善于掌握各纲之间排列组合形成各种复合证候类型的规律。只有这样，才能正确而全面地认识和诊断疾病。然而，这种客观上的高标准、严要求对中医初学者来说，并非是一件轻而易举的事情。为帮助初学者和业余中医爱好者理解并掌握八纲辨证的理论，提高八纲辨证的基本功，兹就笔者多年来学习《内经》、《伤寒论》、《金匮要略》、《温病条辨》四大经典著作的肤浅认识和在中医教学中的点滴体会，从分析经典著作中的有关条文入手，采取理、法、方、药相结合的形式，分为八纲的相互联系、八纲的相互错杂、八纲的相互转化和寒热虚实的真假四方面，列举八纲的典型证例（32 大证型，40 个方例）作示范。从中，可以看到祖国医学辨证论治细致严密、丝丝入扣的独特风格，更可以学习古代伤寒大师张仲景，近代温病名家吴鞠通在临床准确、灵活地运用八纲辨证的高超技能。

（一）八纲的相互联系证例

1. 表证

（1）表寒实证（《伤寒论》3，35，36，46条）

［主证］太阳伤寒，恶寒发热，无汗而喘，头项强痛，身腰骨节痛，舌苔薄白，脉浮紧。

［病机］风寒袭表，卫阳被束，营阴郁滞。

［治法］发汗解表，宣肺平喘。

［方药］麻黄汤——麻黄、桂枝、杏仁、甘草。

（2）表寒虚证（《伤寒论》2，12，13，24，53，54，57条）

［主证］①太阳中风、发热、恶风、汗出、头身痛、或鼻鸣干呕、苔薄白、脉浮缓。②病常自汗出，或脏无他病、时发热自汗出而不愈。

［病机］腠理不固，风寒外袭，营卫失调；或脏腑无病，营卫不和。

［治法］解肌祛风、调和营卫。

［方药］桂枝汤——桂枝、芍药、生姜、甘草、大枣。

（3）表热实证（《温病条辨》上焦篇3，4，38，39条）

［主证］发热微恶风寒，头痛无汗或少汗，口渴或不渴而咳，舌尖红，苔薄白而干，脉浮数或两寸独大。

［病机］风热客表，肺卫不和、气分表实。

［治法］辛凉解表。

［方药］银翘散——银花、连翘、桔梗、薄荷、竹叶、甘草、荆芥、牛蒡子、淡豆豉、芦根。

（4）表热虚证（《温病条辨》上焦篇40条）

［主证］同上表热实证，但汗多。

［病机］风热犯表，肺卫不和、气分表虚。

［治法］辛凉解表。

［方药］银翘散去荆芥、薄荷、重用银花、连翘（可加黄芪固表止汗）。

2. 半表半里证(《伤寒论》263，96，97，230，266，101 条)

［主证］少阳病、往来寒热、胸胁苦满，神情默默，心烦喜呕，口苦咽干，目眩，苔白微黄，脉弦。

［病机］邪犯少阳，枢机不利，正邪相争，胆气犯胃。

［治法］和解表里。

［方药］小柴胡汤——柴胡、黄芩、人参、半夏、生姜、甘草、大枣。

3. 里证

（1）里寒实证（《金匮要略》第十篇 15 条；《温病条辨》下焦篇 52 条）

［主证］腹胀满，胁下偏痛，大便秘结，发热，舌淡苔白腻，脉紧弦。

［病机］寒实结滞，腑气不通。

［治法］温下寒实。

［方药］大黄附子汤——附子、细辛、大黄。

（2）里虚寒证（《伤寒论》323，353，388，389 条）

［主证］少阴病，恶寒，手足厥冷，下利清谷，呕而汗出，四肢拘急，尿清长，舌淡苔白滑，脉微欲绝。

［病机］少阴阳衰，阴寒内盛。

［治法］回阳救逆。

［方药］四逆汤——附子、干姜、甘草。

（3）里实热证（《伤寒论》131，134，135，137 条）

［主证］胸腹结水，心下痛，按之石硬，甚则从心下至少腹硬满而痛不可近，短气烦躁，但头汗出，余处无汗，大便秘结，小便不利，舌红苔黄厚，脉沉而紧。

［病机］邪热水饮，结于胸胁。

［治法］泻热逐水破结。

［方药］大陷胸汤——大黄、芒硝、甘遂。

（4）里虚热证（《伤寒论》303；《温病条辨》中焦篇97）

［主证］①少阴病，虚烦不眠，口燥咽干，舌红少苔，脉沉细数。②久痢，腹痛，下脓血，心中烦，舌红，脉弦细数。

［病机］①阴虚火旺，心肾不交；②湿热痢疾，热多湿少，耗伤阴液。

［治法］育阴清热。

［方药］黄连阿胶汤——黄连、黄芩、芍药、鸡子黄、阿胶。

（二）八纲的相互错杂证例

1. 表里错杂

（1）表寒里热证（《伤寒论》27，48条）

［主证］太阳病，发热恶寒，身痛无汗，脉浮紧（表寒实）；热多寒少，烦渴而喘，舌苔白或兼黄（里热实）。

［病机］外感风寒，内有郁热。

［治法］外解风寒，内清郁热。

［方药］大青龙汤——麻黄、桂枝、炙甘草、杏仁、生姜、大枣、石膏。

（2）表热里寒证（《金匮要略》第二十一篇8条）

［主证］发热头痛（表热实）；面红，气喘（里虚寒）。

［病机］里阳虚弱，虚阳上浮，复感风热。

［治法］固护里阳，兼散风热。

［方药］竹叶汤——竹叶、葛根、防风、桔梗（发散风热）；人参、桂枝、附子（固护里阳）。

（3）表里俱寒证（《伤寒论》40，41 条）

［主证］恶寒发热，头痛无汗（表寒实），心下有水气，干呕，咳而微喘，痰多稀白（里寒饮）。

［病机］外感风寒，内兼水饮。

［治法］外解风寒，内散水饮。

［方药］小青龙汤——麻黄、桂枝（外解风寒）、干姜、细辛、半夏（内散寒饮）、芍药、炙甘草。

（4）表里俱热证（《伤寒论》34 条）

［主证］发热、头痛、恶风（表热实），喘而汗出，下利灼肛，苔黄腻，脉滑数（里热实）。

［病机］太阳误下，表热未解，热传阳明。

［治法］清热止利，兼以解表。

［方药］葛根芩连汤——黄连、黄芩（清热止利），葛根（外解表热），炙甘草。

（5）表虚里实证（《伤寒论》279 条）

［主证］本太阳病，医反下之，表不解，恶风寒，发热汗出（表寒虚）；腹满，大实痛，拒按（里热实）。

［病机］太阳误下，表证未解，阳明里结。

［治法］调和营卫，兼通实滞。

［方药］桂枝加大黄汤——桂枝汤（调和营卫），大黄（兼通实滞）。

（6）表实里虚证（《伤寒论》301 条）

［主证］少阴病，始得之，反发热恶寒，头痛无汗（表寒实）；胸满喘咳，痰稀而冷，舌苔水滑，脉沉细（里虚寒）。

［病机］素体阳虚，外感风寒，太阳少阴同病。

［治法］温经扶阳，发汗解表。

[方药] 麻黄附子细辛汤——麻黄、细辛（发汗解表）；附子、细辛（温经扶阳）

(7) 表里俱虚证（《伤寒论》22 条）

[主证] 太阳病，下之后，表不解，恶风寒，发热汗出（表寒虚）；胸满，恶寒，脉微（里虚寒）。

[病机] 太阳误下，表证未解，胸阳已伤，累及肾阳。

[治法] 解肌祛风，温经扶阳。

[方药] 桂枝去芍药加附子汤——桂枝去芍药汤（解肌祛风），附子（温经复阳）。

(8) 表里俱实证（《伤寒论》38，136，165，103 条，《金匮要略》第十篇 12 条）。

①[主证] 发热恶寒，身疼痛，不汗出，脉浮紧（表寒实）；烦躁，喘渴，舌苔白兼黄（里热实）。

[病机] 外感风寒，内有郁热。

[治法] 外解风寒，内清郁热。

[方药] 大青龙汤——麻黄、桂枝、生姜（外解风寒），石膏（内清郁热），杏仁、炙甘草、大枣。

②[主证] 伤寒十余日，复往来寒热，胸胁苦满，口苦咽干（少阳半表半里）；热结在里，呕吐而下利（热结旁流），心下满痛，郁郁微烦，大便秘结（阳明里热实）。

[病机] 少阳未解，热传阳明，胃肠燥实。

[治法] 外解少阳，内通阳明。

[方药] 大柴胡汤——柴胡、黄芩（外解少阳），大黄、枳实（内通阳明）芍药，生姜、甘草、大枣。

2. 里证错杂

(1) 上热下寒证（《伤寒论》173 条）

[主证] 胸中有热，欲呕吐（上焦实热）；胃中有寒邪，腹

中痛（中焦虚寒）。

［病机］上焦有热，中焦有寒，寒热互阻，阴阳不调，升降失职。

［治法］清上温下，和胃降逆。

［方药］黄连汤——黄连（清上），桂枝、干姜、人参（温下），半夏、炙甘草、大枣。

（2）上寒下热证（《伤寒论》359 条）

［主证］寒格（应为热格），食入口即吐（中焦虚寒）；下利灼肛（下焦湿热）舌淡苔薄黄。

［病机］素体脾胃虚寒，更患热利，上焦为下热所格致食入即吐。

［治法］温上清下。

［方药］干姜黄芩黄连人参汤——干姜、人参（温上），黄芩、黄连（清下）。

（3）寒中夹热证（《金匮要略》第七篇 14 条）

［主证］恶寒发热，无汗身痛，脉浮（表寒实）；咳而上气，心下有水（里寒饮）；烦躁（寒饮化热）。

［病机］外有风寒表证，内有寒饮郁热。

［治法］外解表寒，内散寒饮，兼清郁热。

［方药］小青龙加石膏汤——麻黄、桂枝（外解表寒），干姜、细辛、半夏（内散寒饮），石膏（兼清郁热）。

（4）热中夹寒证（《伤寒论》155 条）

［主证］心下痞，按之濡，心烦口渴，便秘或口舌生疮，或吐血衄血，舌红脉滑数（邪热有余为主）；恶寒汗出，四肢厥冷（正阳不足为次）。

［病机］热结胃脘，表阳虚弱。

［治法］清热消痞，扶阳固表。

［方药］附子泻心汤——大黄、黄连、黄芩（清热消痞），

附子（扶阳固表）。

（5）上虚下实证（《伤寒论》161，117条）

①［主证］心下痞硬，按之不痛（中焦胃气虚）；噫气不除，呕吐（下焦肝气盛）。

［病机］胃气素虚，痰浊内阻，胃失和降，肝气犯胃。

［治法］镇肝降逆，益气和胃。

［方药］旋覆代赭汤——代赭石（镇肝降逆），人参、甘草、大枣（益气和胃），生姜、半夏。

②［主证］心悸（上焦心阳虚）；发奔豚，气从少腹上冲胸咽（下焦肾气上冲）。

［病机］心阳不足，下焦阴寒素盛或表证过汗，心阳受伤，寒气乘虚上冲。

［治法］温通心阳，平冲降逆。

［方药］桂枝加桂汤——桂枝汤（温通心阳），加桂枝或肉桂（平冲降逆）。

（6）上实下虚证（《伤寒论》80条；《金匮要略》第十二篇6，10，16条）。

①［主证］身热不去，微烦（胸膈实热）；大便溏（脾胃阳虚）。

［病机］伤寒误下，损伤脾阳，热陷胸膈，寒留中焦或素体脾胃虚寒，又感邪热。

［治法］清上温下。

［方药］栀子干姜汤——栀子（清上），干姜（温下）。

②［主证］短气、胸满、咳喘、咯稀痰（寒饮射肺）；心下悸，其人身肢剧烈振颤，背痛，腰疼，小便不利（肾阳虚）。

［病机］肾阳衰弱，温化失司，寒饮内停，凌心射肺。

［治法］温化水饮，降气平喘。

［方药］加味肾气丸——肾气丸（温阳利水），加苏子、杏仁、陈皮、半夏（降气平喘）。

(7) 实中夹虚证(《伤寒论》26,168,222 条,《温病条辨》中焦篇 13 条)

[主证] 热结在里,表里俱热,大汗出,大烦渴不解,脉洪大而芤(胃实热为主);时时恶风,背微恶寒,舌上干燥(伤精耗气为次)。

[病机] 阳明燥热亢盛,伤精耗气。

[治法] 清热泻火,兼益气生津。

[方药] 白虎加人参汤——石膏、知母、甘草(清热泻火),人参、粳米(益气生津)。

(8) 虚中夹实证(《伤寒论》66 条)

[主证] 纳差便溏,神疲乏力,苔白脉缓(脾虚为主);腹胀满,时胀时减,喜按(胃气滞为次)。

[病机] 太阳病过汗或误用清下法,或脾阳素虚,健运失常,胃失和降,气机不畅。

[治法] 温运脾阳,宽中除满。

[方药] 厚朴生姜半夏甘草人参汤——人生、炙甘草(温运脾阳),厚朴、生姜、半夏(宽中除满)。

(三) 八纲的相互转化证例

1. 寒热转化

(1) 寒证转热证(《伤寒论》151,154,164 条)

[主证] 恶寒发热,身痛无汗,脉浮而紧(原为表寒实);心下痞,按之濡,烦渴,其脉关上浮(现为热痞)。

[病机] 太阳误下,邪热内陷,壅滞心下,气机不畅。

[治法] 泻热消痞。

[方药] 大黄黄连泻心汤——大黄、黄连、黄芩。

(2) 热证转寒证(《温病条辨》下焦篇 1,13 条)

[主证] 身热面赤,口干舌燥,齿黑唇裂,脉沉实(原为下

焦温病）；温病愈后嗽稀痰而不咳，彻夜不寐（现为寒饮停胃）。

［病机］苦寒清温热，用药过剂，胃阳受伤，寒饮内生。

［治法］逐饮和胃。

［方药］半夏汤——半夏、秫米（即高粱，亦可用苡仁）。

2. 虚实转化

（1）实证转虚证（《伤寒论》82 条）

［主证］太阳病，恶寒发热，头痛无汗，脉浮紧（原为表寒实证）；心下悸，头眩身动，振振欲擗地，腹痛，下利，小便不利，四肢沉重疼痛，或肢体浮肿，舌质淡，苔白滑，脉沉（现为阳虚水泛）。

［病机］太阳病汗后阳虚，下焦虚寒，不能制水，水气泛滥。

［治法］温阳化气行水。

［方药］真武汤——附子、白术、白芍、茯苓、生姜。

（2）因虚致实证（《金匮要略》第六篇 18 条）

［主证］羸瘦、腹痛、不能饮食、食伤、忧伤、饮伤、房室伤、饥伤、劳伤（原为五劳虚极）；肌肤甲错，两目黯黑，舌有瘀斑，脉涩（现又见内部干血——瘀血）。

［病机］五劳虚极，经络营卫气伤，瘀血内留。

［治法］祛瘀生新。

［方药］大黄䗪虫丸——大黄、䗪虫、水蛭、虻虫、桃仁、地黄、芍药、杏仁、黄芩、干漆、蛴螬

3. 表里转化

（1）表证入里（《伤寒论》248 条）

［主证］太阳病，恶寒发热，无汗身痛，脉浮紧（原为表寒实）；发汗不解，蒸蒸发热，汗出，口渴，心烦，腹满痛，不大

便（现为胃热实）。

［病机］太阳病不解，转属阳明。

［治法］泻下燥实，调和胃气。

［方药］调胃承气汤——大黄、芒硝、炙甘草。

（2）里证出表（《伤寒论》379条；《温病条辨》上焦篇16条；《温病条辨》中焦篇21，66条）

①［主证］四肢厥逆或下利（原为厥阴病）；呕而发热，口苦，咽干，目眩（现为少阳病）。

［病机］厥阴转出少阳。

［治法］和解表里。

［方药］小柴胡汤（见前）。

②［主证］身热，胸闷，烦躁不安或咳嗽气促，舌红，苔薄黄，脉浮数。丘疹鲜红，如洒于皮面，或疹色深赤，紧束有根（郁于营卫之邪热外达）。

［病机］太阴温病，误用汗法，热甚血燥，不能蒸汗，邪热郁肺，内闭营分。

［治法］疏风清热，解毒透疹。

［方药］银翘散去豆豉加生地、丹皮、大青叶、元参。

③［主证］高热，口渴，神昏，谵语，舌绛苔黄燥，脉沉数。红斑显露，红润松浮而稀疏，紧束有根（气分血分邪热外达）。

［病机］阳明温病，邪热郁胃，逼迫营血。

［治法］清气凉血。

［方药］化斑汤——石膏、知母、元参、犀角、甘草。

④［主证］湿温病，湿郁经脉，身热身痛，汗多自利，胸腹白疹，内外合邪，胸闷脘痞，舌苔黄腻，脉濡数，白小粒如水晶色（气分湿热外达）

［病机］湿热留恋气分，郁蒸肌肤。

［治法］清泄湿热。

［方药］薏苡竹叶散——苡仁、竹叶、滑石、白扣仁、连翘、茯苓、白通草。

（四）寒热虚实真假证例

1. 寒热真假

（1）真热假寒证（《伤寒论》350条）

［主证］里有热，脉滑。即但发热，不恶寒，汗多，胸中烦热，口干舌燥，渴欲冷饮，面红气粗，小便黄赤，舌红苔黄而干，脉洪大滑数（真热）；厥，即四肢厥冷（假寒）。

［病机］阳明热盛，邪热深伏，阳气不能透达于外。

［治法］辛寒清热。

［方药］白虎汤（见前）。

（2）真寒假热证（《伤寒论》314，315，317，370，390条）

［主证］里寒，下利清谷，手足厥逆，或腹痛，或干呕，舌苔白滑或黑滑，脉微欲绝（真寒）；外热，身反不恶寒，面色赤，汗出或咽痛（假热）。

［病机］阴寒内盛，逼阳外越。

［治法］破阴回阳，通达上下内外。

［方药］白通加猪胆汁汤——葱白、干姜、附子、猪胆汁、人尿。

通脉四逆加猪胆汁汤——附子、干姜、炙甘草、猪胆汁。

2. 虚实真假

（1）真实假虚证（《伤寒论》208条，《金匮要略》第十七篇38条）

［主证］腹满痛，拒按，有燥屎，喘而直视（真实）；脉迟，

即脉迟而滑，精神默默，身寒肢冷（假虚）。

［病机］阳明燥实内阻，致腑气不通，气血流行不畅。

［治法］峻下热结。

［方药］大承气汤——大黄、芒硝、枳实、厚朴。

（2）真虚假实证（《伤寒论》100，102 条，《金匮要略》第二十二篇 18 条）

［主证］心中悸而烦，阳脉涩（真虚）腹中急痛或妇人腹中痛，按之软，重按久按则痛减，阴脉弦，重按无力（假实）。

［病机］中焦虚损，致气血两虚，脏腑经络失养。

［治法］温中健脾，调和气血。

［方药］小建中汤——桂枝、芍药、炙甘草、生姜、大枣、饴糖。

三、略论痰饮

（一）祖国医学的痰饮

痰和饮，是两种病理产物。一般将稠浊的叫痰，清稀的叫饮，二者同出一源——水。痰、饮、水之间有一定的依附关系，即水积成饮，饮凝成痰，统称为“痰饮”。

痰饮有广义的和狭义的两种。狭义的痰饮，即“肺内痰饮”是指呼吸道黏膜的分泌物及其病理产物，可咳吐而出，容易为人们觉察和理解。而广义的痰饮，还包括“肺外痰饮”，它是由体内津液不循常道，逐渐积聚而成。这种痰饮可以停积在体内各个组织和器官之中，成为一种有害的病理产物，而导致各种各样的病症。痰饮病根据部位的不同，临床常有不同的见症。如痰在肺则多咳喘、咯痰；在心，可引起心悸、神昏、癫狂；在胃多见恶心、呕吐；上逆头部，多见眩晕，昏冒；在胸胁，则表现为胸满而喘、咳引胁背作痛；在四肢，可见四肢麻木疼痛；在经络筋骨，可生瘰疬，痰核，或阴疽流注；若痰气凝结，闭阻咽喉，则咽中梗阻；若阻滞三焦少阳经气，则可成为诱发疟疾的原因之一。又如饮溢在肌肤可见水肿；在胸胁可引起咳嗽，胸胁胀痛；在膈上，可见咳喘不能平卧；在膈间，则水行肠间沥沥有声、口干腹满、饮食减少等等。上述痰饮病涉及现代医学的支气管炎、支气管哮喘、肺炎；冠心病、癫痫、癔症、精神病；急慢性胃炎、妊娠呕吐；高血压、美尼尔氏综合征；结核性渗出性胸膜炎；类风湿性关节炎；淋巴结炎、淋巴结核、骨结核、慢性深部脓肿；神经官能症；疟疾；营养不良性水肿；胸腔积液；肺心病、心包积液；胃下垂、小儿消化不良等多种疾病。

（二）痰饮的病因病机

水液的正常代谢，主要靠肺气的宣化、肃降，脾气的运化、转输，肾气的温煦、蒸化作用所完成的。

外感六淫，居处潮湿，饮食不节，久病体虚和劳伤脾肾等，都可使肺、脾、肾三脏的气化功能失调，三焦壅塞，水道不通，水湿聚而成痰饮。三脏之间，任何一脏失调，都可互相影响而为病。

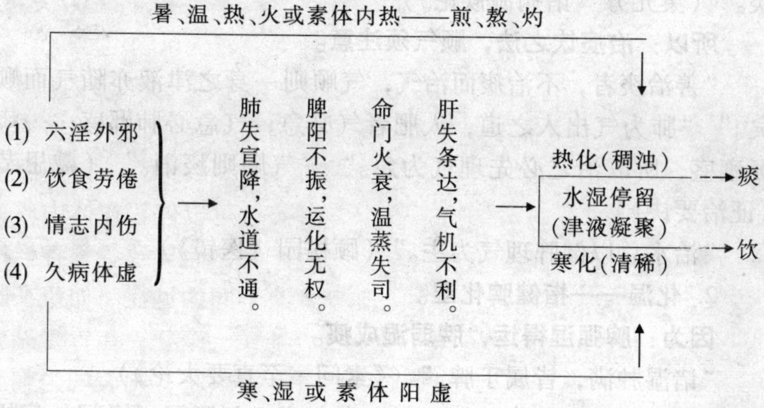

（三）痰饮治法要点

痰饮只是病之标，不是病之本。《景岳全书》说："见痰休治痰"，"善治者，治其生痰之源。"这明确指出了治病求本的重要性。

重温《内经》、《金匮要略》等经典著作中有关痰饮的论述，阅览后世著名医家治疗痰饮的经验，治病求本，一方面固然要根据病证的性质——寒、热、虚、实等的不同，采取相应的温、清、补、消等不同治法；但是另一方面由于痰饮的形成与肺、脾、肾三脏功能的失调密切相关，所以治疗痰饮更重要的是还要抓好"顺气"、"化湿"、"利水"三大法。

1. 顺气——指肺气顺利，肝气条达，三焦气机通畅。

因为：气行则液行，气郁则痰生。

"痰之为物（患），随气升降，无处不到。"（《丹溪心法》）

"人之气道贵乎顺，顺则津液流通，决无痰饮之患。"（严用和《济生方·痰饮》）

"痰饮者，由气脉闭塞，津液不通，水饮气停在胸腑结而成痰。"（巢元方《诸病源候论》）

所以：治痰饮之法，顺气须注意。

"善治痰者，不治痰而治气，气顺则一身之津液亦随气而顺矣。""肺为气出入之道，人肥者气必急，气急必肺邪盛……痰涎壅盛，所以治之必先理气为急。""气顺则痰消。"（戴思恭《证治要诀》）

"治水总以健脾理气为主。"（顾松园《医镜》）

2. 化湿——指健脾化湿。

因为：脾强湿得运，脾弱湿成痰。

"诸湿肿满，皆属于脾。"（《素问·至真要大论》）

"脾无留湿，虽伤肺气而不为痰也。"（刘河间《素问·病机

气宜保命集》)

“脾无留湿不生痰。”(孙一奎《赤水玄珠》)

“脾为生痰之源。”“脾土虚弱，清者难升，浊者难降，留中滞膈，淤而成痰。”(李士材《医宗必读》)

“脾土不及，则气虚不运而生痰。” (陈修园《医学从众录》)

所以：治痰饮之法，健中要牢记。

“脾气得实，则气水运行。”(《丹溪心法》)

“脾气充盛，自能健运，内因之湿何由生，外来之湿何自成，痰即不能为患矣。”(沈金鳌《杂病源流犀烛》)

“胃强脾健，则饮食不失其度，运行不停其机，何痰饮之有。”(叶天士《临证指南医案》)

“脾土旺则能运化水谷，上归于肺，下输膀胱，无湿气之可留也。”(《医学传心录》)

3. **利水——指温阳利水。**

因为：阳旺水自下，阳虚水泛痰。

“痰即水也，其本在肾，其标在脾。在肾者，以水不归源，水泛为痰也；在脾者，以食饮不化，土不制水也。”“肾之命门火衰，既不能自制阴寒，又不能温运脾土，则阴不从阳，精化为水。”(《景岳全书》)

“阳气不足者，则水泛为痰也。”(唐宗海《血证论》)

“从四种痰饮的成因来看，有由于脾不散精者，有由于肺失通调者，但更重要的是由于肾中阳气的不足，因为肾阳为诸阳之本，主水液，肺的通调水道和脾的运化精微，都要靠肾阳的蒸化。”(金寿山《金匮要略选讲》)

所以：治痰饮之法，温阳最关键。

“病痰饮者，当以温药和之。”(《金匮要略》)

“夫短气有微饮，当从小便去之。苓桂术甘汤主之，肾气丸

亦主之。”（《金匮要略》）

“脾肾阳虚，膀胱气化不通者，取仲景之苓桂术甘汤，茯苓饮，肾气真武等法，以理阳通阳及固下益肾。”（叶天士《临证指南医案》）

“痰饮咳嗽的形成，主要由于本身阳虚。”“治法宜温药和之，轻则治脾，用苓桂术甘汤；重者治肾，用金匮肾气丸。”（秦伯未《中医临证备要》）

“痰饮者，宜温化，脾为生痰之源，苓桂术甘汤为健脾温化之方。”（《蒲辅周医疗经验》）

（四）常见痰饮证治

痰饮疾病的临床特点——咳吐多量痰涎，喉中痰鸣，胀满水肿，呕吐头眩，心悸，苔腻，脉弦滑等。

1. 风痰
- 外感风痰
  - 证候——恶寒发热，咳嗽痰多，咯痰不畅，苔白脉浮。
  - 病机——外感风邪伤肺卫，肺气不宣，气滞生痰。
  - 治则——止咳化痰，疏风解表。
  - 方剂——止嗽散。
- 内生风痰
  - 证候——既有动风的症状，又有痰证的表现。
  - 病机——脾湿生痰，痰浊上扰，引动内风。
  - 治则——健脾祛湿，化痰熄风。
  - 方剂——半夏白术天麻汤

2. 寒痰
- 证候——咳嗽痰稀，胸满喘逆，喜唾。
- 病机——脾肾阳虚，肺寒留饮。
- 治则——温肺化饮。
- 方剂——苓甘五味姜辛汤或肾气丸。

3. **湿痰**

- 证候——痰多色白，胸膈胀满，恶心呕吐或头眩心悸。
- 病机——脾阳不振，运化失常，水湿停留，凝聚为痰。
- 治则——燥湿化痰，理气和中。
- 方剂——二陈汤合平胃散。

4. **燥痰**

- 外燥
  - 凉燥
    - 证候——恶寒无汗，头痛鼻塞，咳嗽痰稀。
    - 病机——肺气不宣，津液内结。
    - 治则——疏散风寒，宣肺化痰。
    - 方剂——杏苏散。
  - 温燥
    - 证候——头痛身热，口渴干咳，痰少而粘。
    - 病机——温燥伤肺，灼津成痰。
    - 治则——轻宣燥热，止咳化痰。
    - 方剂——桑杏汤。
- 内燥
  - 证候——鼻干唇燥，心烦口渴，痰干难咯。
  - 病机——素体阴虚，感受温邪或燥气，或过食辛热。
  - 治则 方剂
    - 轻证——清燥润肺——清燥救肺汤。
    - 重证——养阴清肺，凉血解毒——养阴清肺汤。

5. **热痰**

- 主证——咳嗽痰黄、黏稠难咯、舌苔黄腻，或为惊悸、癫狂。
- 病机——邪热内盛、煎津成痰。
- 证治
  - 燥热伤肺或痰热壅肺
    - 证候——咽候干燥，咳痰不利、痰中带血，或痰热壅盛、黄痰胶粘、烦躁。
    - 治则——清热化痰，润肺止咳。
    - 方剂——贝母瓜蒌散。
  - 痰热结胸或痰热胶结
    - 证候——胸脘痞痛或咳嗽痰粘。
    - 治则——清热涤痰，宽胸开结。
    - 方剂——小陷胸汤。
  - 实热顽痰发为癫狂惊痫
    - 证候——痰热上壅，胸痞眩晕，神志迷蒙，大便秘结。
    - 治则——泻火逐痰。
    - 方剂——礞石滚痰丸。
  - 中焦湿热化温过程中的痰热证
    - 证候——寒热闷胀，心烦欲吐。
    - 治则——清化痰热。
    - 方剂——连朴饮。

6. 痰迷心窍

- 主证——神志昏迷或精神错乱是主要症状。
- 病机——“心”为痰浊阻塞而致清窍失灵。
- 证治
  - 痰气郁结蒙蔽心窍（抑郁型）
    - 证候——表情淡漠，忧喜无常。
    - 治则——顺气解郁，化痰开窍。
    - 方剂——顺气导痰汤。
  - 痰热互结蒙蔽心窍（狂燥型）
    - 证候——狂燥易怒，打人骂人
    - 治则——清火涤痰，镇心开窍。
    - 方剂——涤痰汤或礞石滚痰丸。
  - 风痰壅盛蒙蔽心窍（如癫痫）
    - 证候——突然跌倒，昏迷抽搐，口吐白沫。
    - 治则——涤痰开窍，熄风定痫。
    - 方剂——定痫丸。
  - 湿热酿痰蒙蔽心窍（湿温病）
    - 证候——中焦湿热，咳嗽痰多，神识昏迷。
    - 治则——清化湿痰，豁痰开窍。
    - 方剂——菖蒲郁金汤。
  - 小儿急惊风（痰热）
    - 证候——高热、烦躁、抽搐、口噤、目窜、痰壅、神昏。
    - 治则——清热化痰，开窍安神。
    - 方剂——抱龙丸。
  - 中风（痰闭）
    - 阳闭（热痰）
      - 证候—突然昏倒，不省人事，握拳，牙关紧闭，面赤气粗，舌苔黄腻。
      - 治则—先以辛凉开窍，继以清肝熄风。
      - 方剂—至宝丹，羚羊角汤。
    - 阴闭（湿痰）
      - 证候—突然昏倒，不省人事，握拳，静而不烦，面白唇紫，四肢不温，舌苔白腻。
      - 治则—先以辛温开窍，继以化痰熄风。
      - 方剂—苏合香丸，导痰汤。

7. 痰浊上扰

- 主证——“眩晕”是主要症状（“无痰不作眩”）。
- 病机——脾不化湿，痰浊内阻胸中，上扰清阳。
- 证治
  - 湿痰上扰
    - 证候——头胀、头重、头痛、胸闷困乏。
    - 治则——健脾化湿祛痰。
    - 方剂——导痰汤或半夏白术天麻汤。
  - 热痰上扰
    - 证候——胸痞痰多，口苦微渴，胃中嘈杂或心烦不眠。
    - 治则——清热化痰，和胃安神。
    - 方剂——黄连温胆汤。

8. 痰阻心脉

- 证候——胸部满闷或闷痛、心悸、气短、头晕、咳嗽咯痰甚则心绞痛。
- 病机——痰浊中阻，胸阳被遏，心脉瘀阻。
- 治则——化痰通阳，兼行气活血。
- 方剂——瓜蒌薤白半夏汤加丹参、枳实、郁金。

9. 梅核气

- 证候——咽中如有梅核梗塞，吐之不出，吞之不下。
- 病机——痰气搏结于咽喉。
- 治则——理气降逆，化痰散结。
- 方剂——半夏厚朴汤加桔梗、玄参。

10. 痰留经络肢体

- 痰留经络
  - 证候——瘰疬、瘿瘤、痰核，特点是肿块按之较软。
  - 病机——痰湿随气留滞或凝结于经络。
  - 治则——消痰软坚。
  - 方剂——消瘰丸或夏枯草膏。
- 痰留肢体
  - 证候——四肢（或上肢、或下肢、或一肢）麻木酸痛，无血虚与风寒湿痹见证。
  - 病机——痰湿流注经络，壅阻气血，气血运行不畅。
  - 治则——祛痰通络。
  - 方剂——指迷茯苓丸或二陈汤加枳壳、芒硝、老鹳草。

11. 痰留胸胁

- 证候——胸胁疼痛，咳唾引痛。（如渗出性胸膜炎）
- 病机——肺气失宣，水津不布，聚为痰饮，停于胁下。
- 治则方剂
  - 有表证者——解表化饮——小青龙汤。
  - 无表证者——化痰逐饮——十枣汤、控涎丹。

注：痰留胸胁可包括悬饮。

12. 痰留少阳（牡疟）

- 证候——但寒不热，发作时有，头痛脉弦。
- 病机——真阳素虚，盛夏感受阴邪，痰湿伏藏于肾，阳气不伸。
- 治则——宣阳透伏。
- 方剂——蜀漆散——
  - 寒甚者——加附子、干姜。
  - 湿甚者——加苍术、草果。

13. **痰厥**
- 证候——突然昏厥，喉间有痰声，或呕吐涎沫。
- 病机——脾胃内伤，运化失常，聚湿生痰，复因恼怒气逆，痰随气升，上闭清窍。
- 治则——行气豁痰。
- 方剂——导痰汤——
  - 湿甚者——去甘草，加苏子、白芥子。
  - 痰热内蕴者——加山栀、黄芩、竹茹。

14. **阴疽流注**
- 证候——局部漫肿无头，皮色不变，不热，舌淡、脉迟细。
- 病机——素体阳虚，寒邪入侵阻于筋骨血脉，致血虚寒凝痰滞。
- 治则——温阳补血，散寒祛痰。
- 方剂——阳和汤。

15. **痰饮（狭义）**
- 证候——素盛今瘦，水走肠间，沥沥有声，心下极冷，目眩短气。（如急性胃扩张、胃下垂时可出现）
- 病机——脾运不足，饮停胃中。
- 治则——温化痰饮。
- 方剂——苓桂术甘汤。

16. **支饮**
- 证候——咳逆喘息不得卧，面浮肢肿。（如老年性慢性气管炎、肺心病时可见）
- 病机——脾失运化，肺失通调，饮留肺中。
- 治则——泻肺行水，祛痰平喘。
- 方剂——葶苈大枣泻肺汤合三子养亲汤。

17. **悬饮**
- 证候——胁痛、咳则气短，胁间胀满。（如胸腔积液）
- 病机——肺失通调，饮流胁下。
- 治则——化痰逐饮。
- 方剂——十枣汤、控涎丹。（用于饮邪壅塞、正气未衰时）

18. **溢饮**
- 证候——身痛而重，甚则肢体浮肿或四肢肿痛酸楚，咳喘，无汗，恶寒。（如支气管哮喘伴有肢面浮肿时）
- 病机——肺失通调，饮积肢体。
- 治则——解表散寒，温肺化饮。
- 方剂——小青龙汤。

注："15～18"为《金匮要略》所述之四饮。

四、略论血瘀

祖国医学的血瘀理论包括血瘀证与活血化瘀法。凡是离经之血停积于体内或血行受阻，壅积于体内而发生凝滞者，均属瘀血。瘀血既是病理产物，又是致病因素。因瘀血内阻而产生的证候是为血瘀证。治疗血瘀证的主要方法为活血化瘀法。

（一）经典各家论血瘀

1. **因病致瘀**（各种致病因素导致血液运行不畅）

（1）风邪致瘀：风邪与血气相搏，形成瘀血。

如《金匮要略·妇人杂病篇》曰："妇人六十二种风，及腹中血气刺痛……"《金匮要略·中风历节病篇》曰："夫风之为病……或但臂不遂者，此为痹。"

（2）寒邪致瘀：寒邪入侵，使血脉凝滞，形成瘀血。

如《内经·灵枢·痈疽篇》曰："寒邪客于经脉之中，则血涩，血涩则脉不通。"

（3）热邪致瘀：邪热内迫，使血行壅聚或血流受煎熬，形成瘀血。

如《金匮要略·肺痿肺痈咳嗽上气病篇》曰："热之所过，血为之凝滞，蓄积痈脓，吐如米粥。"《医林改错》曰："血受热则煎熬成块。"《医碥》曰："热盛则血枯，死血阻塞经隧，则也不通而痹也。"

（4）湿邪致瘀：湿邪内阻，气机不利，血行不畅，形成瘀血。

如《金匮要略·痉湿暍病篇》曰："太阳病，关节疼痛而烦，脉沉而细者，此名湿痹。"

（5）燥邪致瘀：燥邪内阻，耗伤阴津，血运不畅，形成瘀血。

如《温病条辨·上焦篇·补秋燥胜气论七》曰："燥气延入下焦，搏于血分，而成癥者……。"

（6）外伤致瘀（出血致瘀）：各种外伤，损及脉络出血，未能及时排出、消散，蓄积成瘀血。

如《内经·灵枢·贼风篇》曰："人有所堕，恶血内留。"《诸病源候论》曰："血之在身，随气而行，常无停积，若因坠落损伤，即血失度，随损伤之外，即停积。若流入腹内亦积聚不散，皆成瘀血。"《古今医鉴》曰："大凡跌打损坠堕，或刀斧所伤，皮未破而内损者，必有瘀血停积。"

（7）疫毒致瘀：疫毒之邪侵袭血脉，使气血不畅，阻塞不通，形成瘀血。温病热入营血而发斑疹，神昏谵语。

如《金匮要略·百合狐惑阴阳毒病证治第三》曰："阳毒之为病，面赤斑斑如锦文，咽喉痛，唾脓血……。""阴毒之为病，面目青，身痛如被杖，咽喉痛……。"《温病条辨·上焦篇十六》曰："太阴温病，不可发汗，发汗而汗不出者，必发斑疹，汗出过多者，必神昏谵语。"《医林改错》曰："受瘟疫至重，瘟毒在内，烧炼其血，血受烧炼，其血必凝。"

（8）七情致瘀：七情内伤，影响脏腑气机，使气血紊乱，导致瘀血。

如《内经·素问·疏五过论》曰："离绝菀结，忧恐喜怒，五脏空虚，气血离守。"又《内经·素问·生气通天论》曰："大怒则形气绝，而血菀于上，使人薄厥。"《万氏女科》曰："忧愁思虑，恼怒怨恨，气郁血滞而经不行。"

（9）痰饮致瘀：由于痰饮在体内、经脉内的停留与流动，影响气血运行，导致瘀血。

如《内经·素问·调经论》曰："孙络外溢，则经有留血。"又《金匮要略·水气病篇》曰："先病后水，后经水断。"

（10）饮食致瘀：饮食失调或误服毒物，损伤脾胃，使运化失常，影响血行，导致血瘀。

如《证治准绳》曰："夫人饮食起居，一失其宜，皆能使血瘀滞不行，故百病由瘀血者多。"

（11）气滞致瘀：气行则血行，气滞则血亦滞，气滞必致瘀血。

如：《沈氏尊生书》曰："气运于血，血随气以固流，气凝血亦凝矣，气凝在何处，血亦凝在何处。"《血证论》曰："气结则血凝。"

（12）气虚致瘀：气有推动血流运行和固摄血液不外溢的作用，气虚则无力推动血行，日久即成血瘀；气虚不能摄血则血溢脉外，蓄积体内成瘀血。

如：《景岳全书》曰："瘀血留滞作症……或忧思伤脾，气虚血滞，或积劳积弱，气弱而不行。"《医林改错》曰："元气既虚，必不能达于血管，血管无气，必停留而致瘀。"《读医随笔》曰："气虚不足以推血，则血必瘀。"

（13）血虚致瘀：血量亏少，则行而缓迟，以致滞而为瘀血。

如：《素问·调经论》曰："血气不和，百病乃变化而生。"《金匮要略·血痹虚劳病篇》曰："五劳虚极羸瘦……食伤、忧伤、饮伤、房室伤、饥伤、劳伤、经络营卫气伤，内有干血，肌肤甲错，两目黯黑……"。《景岳全书》曰："凡人之气血犹源泉也，盛则流畅，少则壅滞。故气血不虚则不滞，虚则无有不滞者。"

（14）阳虚致瘀：阳虚生内寒，不能温煦血脉，且寒性凝滞，导致瘀血。

如：《素问·生气通天论》曰："阳气者，若天与日，失其所则折寿而不彰。故天运当以日光明"。《读医随笔》曰："阳虚必血凝。"

（15）阴虚致瘀：阴精与血互生，阴津枯竭则化血不足，血液不充，滞而不行；阴虚生内热，血受热蒸而凝，均可导致瘀血。

如：《诸病源候论》曰："积聚者，脏腑之病也。……虚劳之人，阴阳伤损，血气凝涩，不能宣通经络，故积聚于内也"。《张氏医通》曰："精不泄，归精于肝而化清血"。《读医随笔》曰："阴虚血必滞。"

2. **因瘀致病**（瘀血成为致病因素后导致多种病证）

（1）瘀血致人健忘

如《伤寒论》第237条云："阳明症，其人喜忘者，必有蓄血。所以然者，本有久瘀血，故令喜忘，屎虽硬，大便反易，其色必黑者，宜抵当汤下之。"

（2）瘀血致发热、不大便

如《伤寒论》第257条云："病人无表里症，发热七、八日，虽脉浮数者，可下之。假令已下，脉数不解，合热则消谷善饥，至六、七日不大便者，有瘀血，宜抵当汤。"

（3）瘀血致人如狂

如《伤寒论》第125条云："太阳病，身黄，脉沉结，少腹硬。小便不利者，为无血也；小便自利，其人如狂者，血症谛也，抵当汤主之。”

（4）瘀血阻滞胞宫致腹痛拒按

如《温病条辨·产后瘀血论》曰：“产后瘀血实证，必有腹痛拒按情形，如痛处拒按，轻者用生化汤，重者用回生丹最妙。”

（5）瘀血致月经不畅（男子膀胱胀满疼痛）

如《金匮要略·妇人杂病脉证并治第二十二》曰：“妇人经水不利下，抵当汤主之。”

（6）瘀血致经血不止而色黑

如《金匮要略·妇人杂病脉证并治第二十二》曰：“妇人陷经漏下，黑不解，胶姜汤主之。”

（7）瘀血结于胁下成块（如肝脾肿大）

如《温病条辨·下焦篇五十九》曰：“疟久不解，胁下成块，谓之疟母，鳖甲煎丸主之。”

（8）瘀血致小腹坚满、便秘

如《温病条辨·下焦篇二十一》曰：“小腹坚满，小便自利，夜热昼凉，大便闭，脉沉实者，蓄血也，桃仁承气汤主之，甚则抵当汤。”

（9）瘀血致大便黑而易

如《温病条辨·下焦篇二十》曰：“时欲漱口不欲咽，大便黑而易者，有瘀血也，犀角地黄汤主之。”

（10）瘀血致产妇腹痛、月经不调

如《金匮要略·妇人杂病脉证并治第二十一》曰：“产妇腹痛，治当以枳实芍药散，假令不愈者，此为腹中有干血着脐下，宜下瘀血汤主之。亦主经水不利。”

（11）瘀血致经闭、湿热白带

如《金匮要略·妇人杂病脉证并治第二十二》曰：“妇人经水闭不利，脏坚癖不止，中有干血，下白物，矾石丸主之。”

《备急千金要方》曰："血脉瘀滞……妇人经闭不行。"

（12）瘀血致半产漏下

如《金匮要略·妇人杂病脉证并治第二十二》曰："寸口脉弦而大，弦则为减，大则为芤，减则为寒，芤则为虚，虚寒相博，此名曰革，妇人则半产漏下，旋覆花汤主之。"

（13）瘀血致月经不调、少腹满痛

如《金匮要略·妇人杂病脉证并治第二十二》曰："带下经水不利，少腹满痛，经一月再见者，土瓜根散主之。"

（14）瘀血致宫血不止

如《金匮要略·妇人妊娠病脉证并治第二十》曰："妇人宿有癥病……下血者，后断三月血不也。所以血不止者，其癥不去故也，当下其癥，桂枝茯苓丸主之。"

（15）气滞血瘀致产后腹痛、心烦

如《金匮要略·妇人产后病脉证并治第二十一》曰："产后腹痛，烦满不得卧，枳实芍药散主之。"

（16）痰瘀互结致胸痹

如《金匮要略·胸痹心痛短气病脉证并治第九》曰："胸痹不得卧，心痛彻背者，栝蒌薤白半夏汤主之。"

（17）瘀血与水相结于血室致少腹满

如《金匮要略·妇人杂病脉证并治第二十二》曰："妇人少腹满，如敦状，小便微难而不渴，生后者，此为水与血俱结在血室也，大黄甘遂汤主之。"

（18）瘀血合冲任虚寒致妇人崩漏

如《金匮要略·妇人杂病脉证并治第二十二》曰："妇人年五十所，病下利（血）数十日不止……曾经半产，瘀血在少腹不去……当以温经汤主之。"

（19）瘀血与湿热相结致肠痈

如《金匮要略·疮痈肠痈浸淫病脉证并治第十八》曰："肠

痈者，少腹肿痞，按之即痛如淋……其脉迟紧者，脓未成，可下之，大黄牡丹汤主之，当有血……。”

（20）瘀血与热邪相结于膀胱，致少腹急结（坚满）、便秘。如《伤寒论》第106条云：“太阳病不解，热结膀胱，其人如狂……但少腹急结者，乃可攻之，宜桃核承气汤。”

（二）血瘀的临床表现

血瘀证，瘀阻于不同的部位，可有不同的临床症状。如：

1. **瘀阻于心**——胸闷心痛，口唇青紫。
2. **瘀阻于肺**——胸痛咳血，气急满闷。
3. **瘀阻肠胃**——呕血便血，胃腹疼痛。
4. **瘀阻于肝**——胁肋刺痛，痞块内阻。
5. **瘀热乘心**——心烦躁扰，神志癫狂。
6. **瘀阻胞宫**——少腹疼痛，月经不调，痛经闭经，经血紫黑，夹有血块，或见崩漏。
7. **瘀阻肢体**——局部肿痛，皮肤青紫。

（三）血瘀的共同特征

1. 疼痛　特点为刺痛、拒按、痛处固定不移。由于瘀血内积，气血运行受阻，局部气血不通，不通则痛。

2. 肿块　特点为外部肿块见青紫色，休内肿块触之坚硬不移。积瘀不散，凝结成肿块。

3. 出血　特点为血色紫暗或已凝结为血块。瘀血阻滞脉络，血不循经，溢出脉外，停聚未行。

4. 色泽黧黑，紫暗。瘀阻脉络，血行障碍，机体缺失气血温煦濡养，故出现面色黧黑，口唇、舌体、指甲青紫色暗等征。

5. 肌肤甲错　瘀血日久不消，血液亏少，肌肤失去濡润滋养。

6. 妇女经闭　瘀血内阻，冲任不通。

7. 皮肤丝状红缕，腹壁青筋显露　瘀血阻络，气血运行不畅。

8. 舌质紫暗或见瘀斑、瘀点，舌下脉络曲张，或舌边有青紫色条纹。瘀血阻络，气血运行不畅。

9. 脉细涩、结代或无脉。瘀血内阻，气血运行不畅。

10. 黑便　瘀阻脉络，血溢脉外，与粪便混合而成。

11. 手足麻木　瘀血阻滞，气血运行不畅。

12. 肢体偏瘫　瘀血阻滞经脉，气血运行不畅。

13. 精神异常　热结血瘀，上犯清窍致心烦躁扰，神昏谵语。

（四）临床常见血瘀证

瘀血阻滞于不同的脏腑、经络部位，可见不同的临床证候。

1. **心脉瘀阻证**（可见于冠心病、肺心病、心律失常、充血性心力衰竭、病毒性心肌炎等心血管系疾病中）

[主证] 心悸怔忡，心胸憋闷作痛，痛引肩背内臂，时作时止，或见心痛如刺，面唇青紫。舌暗或有瘀点，脉弦涩或结代。

[治法] 活血化瘀，宽胸定痛。

[方剂] 血腑通瘀汤合失笑散加减。

2. **瘀阻脑络证**（可见于颅脑外伤、血管神经性头痛、脑肿瘤、癫痫、脑血管性痴呆、脑动脉粥样硬化症、脑血栓形成、脑出血等神经精神系疾病中）

[主证] 头痛头晕经久不愈，痛处固定，痛如针刺。或健忘、失眠、心悸。或头部外伤后，昏不知人，面色晦暗，肢体瘫痪。舌质紫暗，或有瘀点、瘀斑，脉细涩。

[治法] 活血化瘀，通络止痛。

[方剂] 通窍活血汤、血府逐瘀汤加减。

3. **胃肠血瘀证**（可见于消化性溃疡病，慢性胃炎，上消化道出血，肠易激综合征，溃疡性结肠炎，急、慢性阑尾炎等消化系疾病中）

［主证］脘腹疼痛，痛处固定，痛如针刺而拒按。或吐血紫暗，大便色黑。或腹部有痞块，肌肤甲错。面色晦暗，舌质紫暗，或有瘀斑、瘀点，脉涩或弦。

［治法］活血祛瘀，理气止痛。

［方剂］膈下逐瘀汤、丹参饮加减。

4. **肝经血瘀证**（可见于肝硬化、肝癌、血吸虫病、疟疾、急慢性胰腺炎等肝胆系疾病中）

［主证］胁下痞硬作痛，伴有腹胀，体倦乏力，食欲不振。面色黧黑，舌质紫暗，边有瘀斑，舌下脉曲张，脉弦涩。

［治法］行气活血，化瘀通络。

［方剂］血府逐瘀汤、鳖甲煎丸、大黄䗪虫丸加减。

5. **瘀阻胞宫证**（多见于月经不调、异位妊娠、子宫肌瘤、不孕症、宫颈癌等妇科疾病中）

［主证］下腹疼痛，痛有定处，状如针刺，甚则积结成块，按之痛甚，推之不移。病重日久，可见肌肤甲错。月经或恶露色黯而有血块，血块排出后痛减。舌质紫暗或有瘀点，瘀斑，脉沉弦或沉涩。

［治法］活血祛瘀。

［方剂］少腹逐瘀汤、抵当汤、桃仁四物汤加减。

6. **瘀阻精室证**（可见于慢性前列腺炎、前列腺增生、精囊炎、精索静脉曲张、阳痿、不育症等男科疾病中）

［主证］会阴、少腹坠胀痛，小便赤涩，前列腺有炎性结节。或小便点滴而下，甚则阻塞不通。或精液呈暗红色，夹有血丝血块。或阴囊局部青筋暴露，状若蚯蚓，睾丸胀痛明显、持久，并痛引少腹。或在糖尿病、冠心病、外伤及手术病人中，出

现阳事不兴、勃起不坚。或阴囊内精索静脉曲张，射精时精道疼痛。无精子或少精子，精子活率低，精液中有较多红细胞，伴有睾丸坠痛等。

［治法］活血祛瘀。

［方剂］桃仁四物汤、少腹逐瘀汤、抵当汤加减。

7. **瘀滞胸膈证**（可见于肺脓肿、化脓性肺炎、支气管扩张、支气管哮喘、慢性肺源性心脏病、肺癌等呼吸系疾病中）

［主证］壮热不寒，咳嗽气急，胸满作痛，咯腥臭脓浊痰。或咳嗽痰多，喘息不能平卧，胸部膨满，憋闷如塞，面色灰黯，唇甲发绀，舌质黯，舌下静脉增粗。或喘而胀满，心悸怔忡，肢面浮肿，口干不欲饮，舌质有瘀点、瘀斑，脉沉涩、结代。或咳嗽不畅，气急胸痛，如锥如刺，痰血暗红，唇暗，舌紫有瘀斑，脉细涩。

［治法］活血化瘀。

［方剂］血府逐瘀汤合苇茎汤、葶苈大枣泻肺汤等加减。

8. **下焦瘀血证**（可见于泌尿系感染、泌尿系结石、泌尿系肿瘤、乳糜尿、妇女宫外孕、卵巢囊肿、慢性盆腔炎、盆腔肿瘤等泌尿系和妇科疾病中）

［主证］实证者，小便热涩刺痛，尿色深红夹有血块，或夹有砂石，或色如米泔水，疼痛满急加剧。虚证者，尿色淡红，尿痛涩滞不著，伴腰膝酸软，神疲乏力。或妇女有怀孕反应，下腹一侧附件有包块，有压痛，甚者腹痛拒按及反跳痛。或少腹疼痛时轻时重，亦可经常性胀痛，经期及劳累后加重，附件增粗，有压痛，有不孕。舌质有瘀点、瘀斑，脉细涩。

［治法］活血祛瘀。

［方剂］小蓟饮子、抵当汤、少腹逐瘀汤等加减。

9. **瘀滞肌肤证**（多见于荨麻疹、红斑狼疮、硬皮病、银屑病、痤疮、白癜风、皮角、黄褐斑等皮肤科疾病中）

［主证］风团色泽暗红，或呈紫红，伴有面色黧晦，或口唇青紫，口干不欲饮。或皮损红中带紫，可见色素沉着，瘀斑，紫斑，毛细血管扩张，伴胁肋疼痛，肝脾肿大，女性多有月经不调，夹有血块。或皮肤漫肿色白，酸痛而硬，面色㿠白，小便清利。或皮肤鳞屑较厚，有的呈蛎壳状，皮损紫暗或色素沉着，伴有关节活动不利，病程较长，反复发作，经久不愈。或面部皮损以红色或暗红结节，囊肿和凹凸不平的疤痕为主，可伴有小脓疮，粉刺和色素沉着。或白斑局限一处或泛发全身，病程日久，局部有微痒，舌质暗红有瘀点，脉涩。或面部皮肤深褐色斑片，边缘清楚，妇女有月经不调，经行腹痛，舌质暗，脉细涩。

［治法］活血化瘀。

［方剂］桃仁四物汤、血府逐瘀汤、犀角地黄汤加减。

10. **瘀滞筋骨证**（多见于骨伤科疾病中）

［主证］跌打损伤和外伤等原因导致骨骼、肌肉、筋膜、韧带、神经、血管损伤，早期出现局部疼痛剧烈，肿胀，皮下瘀斑，功能障碍等情况。

［治法］行气活血，化瘀止痛。

［方剂］桃仁四物汤、鸡鸣散、顺气活血汤、定痛和血汤、膈下逐瘀汤等加减。

11. **瘀滞络脉证**（多见于脑血栓形成、冠状动脉粥样硬化、血栓闭塞性脉管炎、雷诺氏病、心肌梗塞等疾病过程中）

近年来，我国中医界推崇络病学说。该学说所谓之“络”，包括经络之络（络脉）和血脉之络（脉络）。络脉中运行的是经气，脉络中运行的是血液。络病即包括了络脉和脉络的病变。该学说认为，络病并不是一个具体的病种，而是包括了许多疾病发展到某一阶段，即出现了络脉瘀阻、络脉绌急、络虚不荣等病理变化，是多种疾病（外感和内伤）某一阶段的总称。络病大多起病隐匿，发展缓慢，病情缠绵，难以速愈。病变累及多系统、多脏腑，其中有许多病种在一定条件下可发展引起死亡或留下后遗症。血瘀证和络病既有密切联系，又分属不同的病机范畴，其内涵和外延有重叠部分，也有各自独立的内容。血瘀证有新病瘀血和久病瘀血之分，新病瘀血则不在络脉瘀阻范围，而久病血瘀入络，与络脉瘀阻临床表现基本相同。

［主证］面目黧黑，或面色晦暗，色素斑沉着，口唇紫绀，舌质紫暗，有瘀点或瘀斑，舌下脉络青紫显露或分枝迂曲，甚者呈结节状。肌肤甲错，有如鱼鳞。腹壁、四肢青筋暴露。以疼痛多见，且较剧烈，甚如针刺，位置固定。脘腹或胁肋下有包块，癥瘕积聚。妇女多有痛经闭经史，经血紫暗，有瘀血块。

［治法］活血化瘀通络

［方剂］（1）应用虫蚁搜剔通络，如鳖甲煎丸。（2）祛湿逐痰通络，如括蒌薤白半夏汤。（3）辛香走窜通络，如麝香保心丸。（4）辛温散寒通络，如冠心苏合丸。⑸辛润通络，如桂枝茯苓丸等。

（五）常用活血化瘀法

1. **行气活血法：**适用于气机郁结，脉络瘀滞的瘀血证。

［代表方］乌药汤（《济阴纲目》）。

［组成］乌药、香附、当归、木香、炙甘草。

［功用］活血化瘀，行气止痛。

［主治］气滞血瘀之妇人痛经。

2. **补气活血法：**适用于元气虚弱所致瘀血阻滞脉络之证。

［代表方］补阳还五汤（《医林改错》）。

［组成］黄芪、当归、赤芍、川芎、桃仁、红花、地龙。

［功用］补气活血，化瘀通络。

［主治］中风及中风后遗症，半身不遂，口眼歪斜，语言蹇涩，口角流涎等。

3. **养血活血法：**适用于血虚所致血瘀证。

［代表方］桃仁四物汤（《医宗金鉴》）。

［组成］熟地、川芎、当归、白芍、桃仁、红花。

［功用］养血、活血、祛瘀。

［主治］妇女经期超前、量多，色紫质黏稠，或有块状，腹痛腹胀者。

4. **温经活血法：**适用于寒邪凝滞所致血瘀证。

［代表方］温经汤（《金匮要略》）。

［组成］吴茱萸、当归、芍药、川芎、人参、桂枝、阿胶、丹皮、生姜、甘草、半夏、麦冬。

［功用］温经散寒，祛瘀养血。

［主治］冲任虚寒，瘀血阻滞证。妇人漏下不止，月经不调，少腹里急，久不受孕等。

5. **清热（凉血）活血法：**适用于热灼伤络或热盛迫血妄行等症。

［代表方］犀角地黄汤（《千金方》）。

［组成］犀角（或水牛角）、生地、赤芍、丹皮。

［功用］清热解毒，凉血散瘀。

［主治］（1）热入血分证，身热谵语，斑色紫黑，舌绛起刺或喜忘如狂，漱水不欲咽，大便色黑易解等。（2）热伤血络证，吐血、便血、衄血、尿血等。

6. **活血止血法：**适用于瘀血所致出血者。

［代表方］云南白药。

［组成］以云南特产药物三七配伍其他药物组成。三七为主药。

［功用］活血、止血、止痛。（三七能“止血不留瘀，活血不溢血”）

［主治］跌打刀伤，远年瘀患；劳积内伤，咳血吐血；筋骨

肿痛，风湿麻木；心胃积痛，产后腹痛。

7. **滋阴活血法：**适用于阴虚血瘀之证。

［代表方］通幽汤（《兰室秘藏》）。

［组成］生地、熟地、当归、桃仁、红花、甘草。

［功用］滋阴活血。

［主治］津伤血燥、阴亏血瘀之噎嗝，便秘、消渴等病证。

8. **祛风活血法：**适用于风中脏腑经络所致血瘀证。

［代表方］蠲痹汤（《百一选方》）。

［组成］羌活、防风、姜黄、当归、赤芍、炙黄芪、炙甘草。

［功用］益气活血，祛风除湿，宣畅营卫。

［主治］营卫二虚，风湿痹痛，肩项臂痛，手足麻木等。

9. **攻下活血法：**适用于瘀血内结血室、腑实便闭病证。

［代表方］桃仁承气汤（《温病条辨》）。

［组成］大黄、芒硝、桃仁、当归、赤芍、丹皮。

［功用］攻下活血，开结通腑。

［主治］邪热与血博结的蓄血证。少腹坚满硬痛，小便自利，大便闭结，烦躁谵语，甚则如狂，脉沉实者。

10. **开窍活血法：**适用于瘀阻头面诸窍的血瘀证。

［代表方］通窍活血汤（《医林改错》）。

［组成］赤芍、川芎、桃仁、红花、老葱、生姜、红枣、麝香、黄酒。

［功用］活血通窍。

［主治］瘀阻头面的头痛昏晕，或耳聋年久，或头发脱落，面色青紫，或酒渣鼻，或白癜风，以及妇女干血痨，小儿疳积而见肌肉消瘦，腹大青筋，潮热等。

11. **祛痰活血法：**适用于痰浊与瘀血互结之病证。

［代表方］癫狂梦醒汤（《医林改错》）。

［组成］桃仁、赤芍、柴胡、香附、木通、半夏、大腹皮、青皮、陈皮、桑白皮、苏子、甘草。

［功用］活血化瘀，理气化痰。

［主治］痰气郁结，气滞血瘀所致之癫狂证。

12. **利湿活血法：**适用于水湿与瘀血互阻之病证。

［代表方］当归芍药散（《金匮要略》）。

［组成］当归、芍药、川芎、白术、茯苓、泽泻、酒。

［功用］健脾利湿，活血化瘀。

［主治］血瘀湿停所致之“妇人怀妊，腹中疼痛”，小便不利，浮肿，下利，月经不调，带下等症。或因瘀血阻滞、脾虚湿盛的其它病证。

13. **软坚活血法：**适用于寒热痰湿之邪与气血相博结形成之胁下癥瘕痞块。

［代表方］鳖甲煎丸（《金匮要略》）。

［组成］鳖甲、乌扇、黄芩、鼠妇、干姜、大黄、桂枝、石韦、厚朴、瞿麦、紫葳、阿胶、柴胡、蜣螂、芍药、牡丹、䗪虫、蜂窠、赤硝、桃仁、人参、半夏、葶苈。

［功用］行气活血、祛湿化痰，软坚消癥。

［主治］疟母。疟疾日久不愈，胁下癖块，以及癥瘕积聚，腹中疼痛，肌肉消瘦，饮食减少，时有寒热，或妇人月经闭止等。

14. **补肾益气活血法：**适用于肾气亏损之中老年亚健康人群及慢性病患者。

［代表方］抗衰延寿汤（经验方）。

［组成］仙灵脾、巴戟肉、制首乌、枸杞子、菟丝子、葛根、黄芪、当归、桃仁、红花、川芎、三七、泽泻、甘草。

［功用］补肾、益气、活血。

［主治］老年病及多种慢性病、疑难病，如高血压、冠心病、糖尿病、肺气肿、脑梗死、脑萎缩、帕金森氏病等。

经方实用

一、栀子干姜汤——治愈急性胃肠炎（轻症）

李某，男，42岁，2001年5月13日就诊。

病史　10日前因食不洁海鲜，发生严重恶心呕吐、腹痛泄泻。经西医应用输液疗法，给服黄连素、氟哌酸等治疗5日后，症状明显好转，但大便仍溏泄，且感胃中寒冷隐痛不止。近5日来常感心中烦热不安，胃中寒冷隐痛，大便溏泄，日3~4次。舌质淡红，苔白微腻，脉弦细。胸部X线摄片及心电图均属正常，大便常规为白细胞少许。

西医诊断　急性胃肠炎（轻症）。

中医辨证　上热中寒。

治法　清上温中。

处方　栀子干姜汤：生栀子15g，淡干姜10g。日1剂，以水350ml，煎取150ml，去渣，分早、中、晚3次服完，每次饭前半小时温服50ml。

疗效　上方连服3剂，患者即感心中烦热去，胃中冷痛止，大便也成形。

按　《伤寒论》第82条云："伤寒，医以丸药大下之，身热不去，微烦者，栀子干姜汤主之"。柯韵柏注释本条文时，认为"攻里不远寒，用丸药大下之，寒气留中可知"。可见，此条文即说明"误下后上焦有热，中焦有寒的证治"。该患者同样有"心中烦热不安"及"胃中寒冷隐痛"之表现，此正属"上热中寒证"，故以栀子干姜汤治之，栀子清上热，干姜温中寒，由于方证合拍，故疗效显著。

二、泽泻汤——治愈胃潴留（轻症）

林某，女，35岁，1985年8月15日就诊。

病史　2日前在农田劳动时，因天气炎热，出汗较多，口渴较甚，故连饮凉井水2大碗，随即出现心下痞闷不适，弯腰劳动时，感觉水在胃中晃荡，有时返流到口中，发生呕吐2次，吐出物为少量宿食和水。曾服胃舒平未见效，且症状加重，出现头目昏眩，不能站立行走。诊见患者仰卧于床，诉前日所饮之水还有一些在胃中停留不下行，痞闷难受，起床时头昏目眩较甚。平素食欲欠佳，大便较软，舌质淡红，苔白燥，脉弦滑。

西医诊断　胃潴留（轻症）。

中医辨证　素体脾虚，水饮停胃。

治法　健脾利水。

处方　泽泻汤：泽泻50g，白术30g。日1剂，以水500ml，煮取150ml，分早、中、晚3次温服完。

疗效　服2剂后，患者即感胃中舒适，头目昏眩消失，起床活动如常人。

按　《金匮要略·痰饮咳嗽病脉证并治第十二》云："心下有支饮，其人苦冒眩，泽泻汤主之。"此证病机乃水停心下（胃中），清阳不升，浊阴上冒，故头目昏眩。泽泻利水消饮，白术补脾制水，可谓方扣病机，药对病症。患者平素脾胃虚弱，故饮服大量凉水后，未能下行，而停于胃中成支饮，出现胃中痞闷，头目昏眩之症。正与条文所述之证相合，故以泽泻汤治之，药到病除！

三、抵当汤——治愈继发性闭经

孙某，女，33岁，2003年5月14日就诊。

病史　自述月经闭止3月余。近来时常出现狂燥不安，有时无故对丈夫及女儿打骂，砸坏家什，夜间不能安眠，难以正常上班工作。诊见其心烦躁扰，坐立不安，不时捶胸顿足。诉记忆力很差，口干口苦，小腹硬满，月经不行，小便自利，大便色深黑。查舌质红、苔黄，脉沉涩，大便隐血试验阴性。

西医诊断　继发性闭经。

中医辨证　下焦蓄血证。

治法　破血祛瘀。

处方　抵当汤：水蛭 15g，虻虫 10g，桃仁 30g，熟大黄 12g。每日 1 剂，连续水煎 3 次，每次取汁 100ml，混匀后分 3 次服完，嘱饭前 1 小时服之。

疗效　5 月 18 日二诊：服 3 剂后经血下，有鸡卵大血块 5～6 个，烦躁不安、小腹硬满顿失，安眠 7 小时，但感头目眩晕，疲乏无力。现经血仍较多，有少数小血块，面色苍白，舌质淡红、苔微黄，脉沉缓。此为失血较多，致气血不足。故以当归补血汤合桃红四物汤加减：太子参、炙黄芪、生地炭各 20g，炒当归、炒白芍各 15g，川芎、桃仁各 10g，炒黄芩 12g，红花、生三七粉（分 3 次冲服）各 6g。每日 1 剂，连服 7 剂。

5 月 25 日三诊　行经 6 日，经血已止第 3 日，自觉精神好，食欲佳，睡眠足，一切如常。

按　《伤寒论》第 129 条谓"……脉沉结，少腹硬，……小便自利，其人如狂者，血证谛也，抵当汤主之。"病机为邪热与瘀血互结下焦，瘀热上扰心神。患者症状有"狂燥不安，小腹硬满，小便自利，脉沉涩"等，与条文之症状及病机相似，故以抵当汤破血祛瘀治之效著。

四、黄连汤——治愈急性牙龈炎、阵发性心动过速

案 1　陆某，男，42 岁，农民。2002 年 5 月 12 日初诊。

病史　自述近来时觉胃脘嘈杂，泛泛欲吐，牙龈肿痛。某中

医师诊为胃火上炎证，给服黄连上清片以清胃降火治疗。第二日始，胃脘嘈杂及牙龈肿痛略减，但出现腹中冷痛较甚。故前来求治于笔者。刻诊：胃中嘈杂，时欲呕吐，口气臭秽，右下磨牙外侧牙龈红肿疼痛，有米粒大溃疡1个。腹中冷痛阵作，以热水袋敷之减轻，大便软，小便微黄。舌质淡红，苔白微黄，脉弦。

西医诊断　急性牙龈炎。

中医辨证　上热下寒（胃热肠寒）。

治法　清上温下。

处方　黄连汤：炒川连9g，甘草10g，淡干姜10g，桂枝10g，党参20g，姜半夏15g，大枣15g。5剂，每日1剂，将药物置于600ml清水中，煮取汤汁约300ml，分早、中、晚3次温服完。

疗效　5月17日，患者喜告，诸症消失，病愈。

按　《伤寒论》178条云："伤寒，胸中有热，胃中有邪（寒）气，腹中痛，欲呕吐，黄连汤主之。"此条文中"胸中有热"属上热（胃热），"胃中有邪（寒）气，腹中痛"属下寒（肠寒），病机乃上热下寒。本例症状表现"胃脘嘈杂、泛泛欲呕，口气臭秽，牙龈肿痛"属上热，腹中冷痛为下寒，病机亦为上热下寒，与上述条文病机相同，故以黄连汤治之，迅即获效。

案2　施某，女，38岁，公务员。2003年4月18日初诊。

病史　自述近1个月来，时常出现烦热心悸，口苦欲呕，舌尖疼痛。某中医师诊为心火亢盛证，予加味黄连温胆汤清心降火治疗。服药至第三日即出现腹痛腹泻，故来电邀笔者上门诊治。刻诊：胸闷不舒，烦热心悸，善叹息，口苦欲呕，舌尖灼痛，腹中冷痛，泄泻水样，日4~5次，小便较黄，舌尖稍红，舌尖右侧有小米粒样溃疡1个，舌苔薄白微黄，脉弦细。心电图示：阵发性心动过速，偶发房早。大便常规示：白细胞1～2/HP。尿常规正常。

西医诊断　阵发性心动过速。

中医辨证　上热下寒（心热脾寒）。

治法　清上温下。

处方　黄连汤：炒川连6g，甘草10g，淡干姜10g，桂枝10g，党参20g，姜半夏15g，大枣15g。5剂，每日1剂，将药物置于600ml清水中，煮取汤汁约300ml，分早、中、晚3次温服完。

疗效　4月23日，患者电告，病已痊愈。

按　本例病机属于上热下寒，上热表现为“烦热心悸，口苦欲呕，舌尖灼痛”，下寒表现为“腹中冷痛，泄泻”，与《伤寒论》178条（同上）病机相似，故黄连汤治之收功。

五、附子汤——治愈急性风湿性关节炎、女子不孕症

案1　刘某，男，62岁，2001年11月26日初诊。

病史　于本月20日午后下河捕鱼1小时余，当晚睡中即感全身疼痛，四肢关节酸痛，转展不宁。次日即去镇卫生院治疗，诊为外感风寒，给予正柴饮胡颗粒冲剂治疗5日不效，故求治于中医。证见：全身肌肉骨节酸痛，四肢厥冷，腰冷如冰，食欲不振，大便略溏，小便清长，舌质淡，苔白腻，脉沉细。

西医诊断　急性风湿性关节炎。

中医辨证　阳气虚衰，寒湿内侵。

治法　温经扶阳，祛寒除湿。

处方　附子汤：炮附子30g（开水先煎1小时），茯苓、党参、白芍各30g，炒白术40g。每日1剂，水煎服，日服3次，每次100ml。

疗效　连服7剂后，全身肌肉及骨节酸痛基本消失，四肢转

温，腰已不冷，食欲增进，大便成形，舌质淡红，苔薄白，脉缓。方证合拍，病趋痊愈，续服前方5剂以巩固疗效而收功。

按 《伤寒论》305条云：“少阴病，身体痛，手足寒，骨节痛，脉沉者，附子汤主之。”条文之病机为阳衰阴盛，寒湿内侵于肌肉骨节。患者有“全身肌肉及骨节酸痛，四肢厥冷，脉沉细”等症，与该条文之症状及病机相符，故以附子汤治疗而获效。

案2 林某，女，29岁，2002年4月15日初诊。

病史 自述结婚5年不孕，平素常觉背部寒冷，小腹亦发冷，月经后期，曾在某医院妇产科医治，诊为“黄体功能不良”，注射黄体酮治疗，但效果不佳，故求治于中医。证见：形寒肢冷，小腹及背部寒冷明显，食欲欠佳，但口中和，经期常延后1周以上，经行前小腹疼痛甚，经来血块较多，大便细软，有时溏薄，小便清长，舌质淡紫，苔白润，脉沉迟。夫妻在同一地区工作，性生活和谐。其丈夫精液检查各项指标均正常。

西医诊断 女子不孕症。

中医辨证 阳气虚衰，寒邪侵入督脉、胞宫。

治法 温经扶阳，暖宫散寒。

处方 附子汤：炮附子30g（开水先煎1小时），茯苓、党参、白芍各30g，炒白术40g。每日1剂，水煎服，日服3次，每次100ml。

疗效 连服7剂后，背部及小腹寒冷减轻，食欲改善，大便成形，舌质淡、苔薄白，脉沉缓。续服上方7剂后，背部寒冷消失，小腹微有冷感。守方再服7剂后，小腹已不冷，月经于前日来潮，无痛经，无血块，血色正红，舌质淡红、脉缓。此宫寒已散，为促进受孕，于十全大补丸连服3个月后怀孕。于2003年7月上旬剖宫产一健康男婴。

按　《伤寒论》304条云："少阴病……口中和，其背恶寒者，……附子汤主之。"条文之病机为阳衰阴盛，阴寒之气滞于督脉。本例患者表现为"口中和，背部寒冷，小腹亦冷"等症与该条文之症相似，病机为阳衰阴盛，阴寒之气滞于督脉、胞宫，故以附子汤治疗，效果较好。

六、小柴胡汤（加味）——治愈突发性耳聋

案1　林某，男，38岁，农民。初诊于1990年5月13日。

病史　左耳突发性听力严重下降、耳鸣不止12日。患者于5月1日因受凉感冒，出现恶寒发热。测体温38℃，头痛，全身骨节酸痛，鼻塞微咳，同时左耳突然发生听力严重下降伴耳鸣不止。经服西药克感敏治疗2日后，恶寒发热、头身痛等症状已消失，但左侧耳聋耳鸣如故。经本市某专科医院检查后诊断为"突发性耳聋"。给服维生素B_1、地巴唑等治疗1周余，效果不佳，故求治于中医。刻诊：左耳内呈阻塞感，听力严重下降，旁人需大声喊话才能闻及声音，低音调耳鸣日夜不止，伴头晕目眩，口苦咽干，心烦喜呕，不欲饮食，舌质淡红，苔薄白微黄，脉弦。

西医诊断　突发性耳聋。

中医辨证　少阳证。

治法　和解少阳。

处方　小柴胡汤加味：柴胡、生姜、甘草各10g，制半夏、桃仁各12g，黄芩、红枣各15g，连翘、泽泻各20g，太子参、银花各30g，红花6g。5剂。服完第二剂后，患者自觉左耳内阻塞感大减，耳鸣消失，听力恢复大半，与旁人说话时不需对方大声喊，至第5剂后告愈。

案2　黄某，女，40岁，小学教师。初诊于1992年8月16日。

病史　右耳突然发生听力严重下降伴耳鸣不止14日。患者于8月2日因开电风扇入睡而受凉感冒，出现发冷发热。测体温38.5℃，咽喉疼痛，同时右耳突然发生听力严重下降伴耳鸣不止。自服感冒退热冲剂治疗2日后，发冷发热及咽喉痛消失，但右侧耳鸣无好转。故到本市某专科医院检查，诊断为“突发性耳聋”，给予肌注维生素 B_{12}，口服654—2等西药治疗1周余，疗效不显，故来中医科就诊。刻诊：右耳内呈胀满感，听力明显下降，与别人近距离谈话觉声音很遥远，辨不清字音，低音调耳鸣持续不停，伴头目眩晕，两侧乳房及胸胁胀满不舒，尤以右侧为甚，口苦咽干，精神默默，不欲饮食，舌质淡红，苔薄黄，脉弦带数，

西医诊断　突发性耳聋。

中医辨证　少阳证。

治法　和解少阳。

处方　小柴胡汤加味：柴胡、生姜、甘草各10g，制半夏12g，黄芩、红枣各15g，赤芍、泽泻各20g，太子参、蒲公英、板蓝根、丹参各30g。5剂。服完第3剂后，患者自觉乳房及胸胁胀满症状明显减轻，耳鸣基本消失，听力恢复大半，与别人谈话时已能辨清字音。至第5剂后痊愈。

按　据近年来学者倾向较多的“病毒感染学说”认为，本病的发生，可能是病毒通过内耳毛细血管网，使红细胞发生凝集、血管内皮发生水肿、血液处于高凝状态3种方式影响内耳的血循环所致。上述2例突发性耳聋均发生于感冒后，似与病毒感染有关。由于病证均表现有“口苦、咽干、目眩、脉弦”，为伤寒少阳证无疑。又耳为足少阳胆经的循行部位，故以少阳病主方小柴胡汤治疗甚为合适。方中加银花、连翘或蒲公英、板蓝根者，取其能清热解毒，以抗病毒感染。加桃仁、红花或丹参、赤芍者，取其能活血化瘀，以改善内耳毛细血管血流动力学、血液

流变学和微循环。加泽泻者，取其能利水渗湿，以消除内耳毛细血管内皮水肿。由于方证合拍、药病相应，故效若桴鼓。

七、下瘀血汤——治愈外伤性阴囊睾丸肿痛

陆某，男，20岁，1983年10月7日就诊。

病史　5日前被人不慎踢中阴部，当即倒地，剧痛呼叫。查见阴茎根部及阴囊青紫肿胀。急送当地医院急诊室医治。经外科检查后，即予杜冷丁镇痛、云南白药等治疗。第2天转理疗科行超声波等局部治疗，疼痛有所减轻，局部肿胀亦有消退。但仍不能行走，走动及解二便时局部刺痛不已。诊见阴茎根部连及阴囊皮肤青紫明显，阴囊肿大直径10cm，双侧睾丸均肿大，右侧尤甚，压痛，拒按。大便干结，小便黄赤，舌质红，苔黄燥，脉沉涩。

西医诊断　外伤性阴囊睾丸肿痛。

中医辨证　阴部外伤性癥积。

治法　破癥消积。

处方　下瘀血汤方：生大黄10g（后下），桃仁30g（打碎），䗪虫50g。日1剂，水煎服，日3次，每次100ml。

疗效　连服10剂后，除局部皮肤尚有少许青紫外，余症均消失，活动如常人。

按　下瘀血汤方载《金匮要略》，方中大黄清热祛瘀；桃仁活血化瘀；䗪虫破血逐瘀。合而用之，能攻下瘀血，破除癥积。本方为治妇人之产后腹痛而设，男性阴部外伤因瘀血内停之病机相同，故选本方治疗，效果亦很好。

八、桂枝加大黄汤
——治愈感冒合并便秘、不明原因自汗合并便秘

案1　林某，男，28岁，工人。2002年5月12日初诊。

病史　自述于1周前因外出旅游，衣薄淋雨而感冒，发生畏寒、微汗、头痛、身痛等症状。自服10片藿香正气片后，头痛、身痛略有缓解，但汗出较多，畏寒不减，且出现腹痛便秘，故求治于笔者。刻诊：患者厚衣入诊室，畏风恶寒，不发热，仍有鼻流清涕、喷嚏、头痛、身痛，口舌微干。腹部胀痛较剧，揉按痛甚，大便已3日不解。触摸肢体及额头有汗出湿手感。舌质淡红，苔白少津，脉浮缓。

西医诊断　感冒合并便秘。

中医辨证　太阳兼阳明病。

治法　解表攻里。

处方　桂枝加大黄汤：桂枝10g，白芍20g，炙甘草6g，大枣15g擘)，生姜10片（切)，熟大黄10g。以水900ml，入药，煮取药汁300ml，分早、中、晚3次温服完。

疗效　连服2剂即诸症全消而病愈。

按　《伤寒论》第279条云："本太阳病，医反下之……大实痛者，桂枝加大黄汤主之。"本例感冒初，实为太阳表虚证，应以桂枝汤调和营卫为治。但患者误用发汗力较强的藿香正气片且超量服之，发汗过多，更致卫气不和，表不解而邪气内陷，出现腹胀剧痛，大便不通。可见其病机与上述条文之病机相似，均为表邪未尽，阳明里实，故用桂枝加大黄汤解表攻里，治之即效。

案2　雷某，女，53岁，教师。2002年11月10日初诊。

病史　自述近2周来常有自汗，每于劳累后自汗更甚。同时畏风怕冷较显，故比一般人穿衣较多。平素喜食辛辣燥热食品，故大便常偏干难解，近4日已不排便，腹部胀痛较剧，自服麻仁丸通便不效，故求治于笔者。刻诊：厚衣畏寒貌，肢体多汗湿手，中下腹胀痛较剧，按揉时疼痛不解而更甚，大便燥结不通，舌质淡红，苔白微黄，脉弦缓。

西医诊断　不明原因自汗合并便秘。

中医辨证　营卫不和，阳明里实。

治法　调和营卫，攻下里实。

处方　桂枝加大黄汤：桂枝 10g，白芍 20g，炙甘草 6g，大枣 15g（擘），生姜 10 片（切），熟大黄 10g。以水 900ml，入药，煮取药汁 300ml，分早、中、晚 3 次温服完。

疗效　连服 3 剂即汗止便通而病愈。

按　本例自汗为营卫不和所致，阳明里实为平素燥热内结所致。《伤寒论》第 279 条中，自汗为表邪不解所致，阳明里实乃太阳证误下，邪气内陷所致。两者虽成因不同，但病机均是营卫不和，阳明里实，故用桂枝加大黄汤治之效验。

九、桂枝加附子汤

——治愈感冒、腰痛、“病窦征”、腋下蓝汗症

案 1　赵某，男，45 岁，教师。2001 年 3 月 14 日就诊。

病史　自述感冒第三天，已服中成药藿香正气片治疗，日服 3 次，每次 8 片，效果不佳，故来中医科求医。刻诊：形寒肢冷，怕风明显，鼻流清涕，全身汗出不止，故常换内衣。四肢关节活动不太灵活。无咽痛、咳嗽及咯痰症状。口不渴，胃纳尚可。小便欠畅利，大便较软。舌质淡红，苔薄白，脉浮缓。

西医诊断　感冒。

中医辨证　阳虚卫弱，风寒未解。

治法　温阳固表，兼散风寒。

处方　桂枝加附子汤：炮附子 20g，桂枝 10g，白芍 15g，甘草 10g，生姜 10g，大枣 15g。每日 1 剂，水煎服，日服 3 次，每次 150ml。

疗效　连服上方 3 剂后，患者汗出即止，感冒速愈。

按 本例为风寒表虚证，因超剂量口服藿香正气片，发汗过多，致汗出不止，反使感冒不愈。用桂枝加附子汤治之，方中桂枝汤乃调和营卫，滋阴和阳，加附子以温阳固表。由于方证合拍，故获佳效。

案2 李某，女，57岁，农民，2002年12月15日就诊。

病史 自述1周前带领1岁孙儿睡觉。深夜为其端尿，不慎受凉，发生腰部冷痛，难以转侧。当地某乡村医生诊为"肾亏"，给服六味地黄丸治疗，不效。遂求治于笔者。刻诊：形寒肢冷，腰背冷痛如冰敷，转侧俯仰时痛甚，小便清长，大便溏薄，舌质淡红，苔白微腻，脉迟细。CT检查未见明显异常。

西医诊断 腰痛。

中医辨证 寒湿痹证。

治法 祛寒除湿，通痹止痛。

处方 桂枝加附子汤：炮附子30g（开水先煎1小时），桂枝15g，白芍15g，生姜10g，甘草10g，大枣15g。每日1剂，水煎服，日服3次，每次150ml，

疗效 连服上方5剂后，腰痛若失。为巩固疗效，给服金匮肾气丸2周。随访半年，未见复发。

按 本例为寒湿之邪侵犯腰部成寒湿痹证，当祛寒除湿为治；但前医诊为"肾亏"，用六味地黄丸治疗，显然误诊误治。笔者用桂枝加附子汤治疗是取桂枝有温经通脉之功，附子有温阳散寒，除湿止痛之效。由于药病相应，故疗效如神。

案3 刘某，男，50岁，工人。2002年3月12日就诊。

病史 自述近3年来，经常发生心跳缓慢，出现眩晕、胸闷等症状，去年11月上旬，曾发生晕厥1次。在上海某三级医院心血管专科经专家详细检查后，诊断为"病窦征"，建议安装心脏起搏器。因家庭经济困难，未能安装。近几天来，心跳很慢，

眩晕不断，只得卧床休息。经友人介绍后，前来诊治。刻诊：患者由家属扶入诊室，面色苍白，眩晕乏力，四肢厥冷，小便清长，大便溏薄。舌质淡红，苔白，脉迟细（45 次/分）。本市某三级医院曾为其作过阿托品试验，心率为 84 次/分。

西医诊断　病态窦房结综合征（“病窦征”）。

中医辨证　心阳衰弱。

治法　温振心阳。

处方　桂枝加附子汤：炮附子 30g（开水先煎 1 小时），桂枝 15g，白芍 20g，生姜 15g，甘草 15g，大枣 20g。每日 1 剂，水煎服，日服 3 次，每次 150ml。

疗效　连服上方 10 剂后，患者自觉症状明显好转，测心率 70 次/分。守方治疗 1 个月后，患者面色红润，眩晕乏力、四肢厥冷等症全部消失。为巩固疗效，嘱其服用新开河红参，每日 5g，连服 3 个月。随访二年，未见再发。

按　“病窦征”为心率缓慢，低于 50 次/分的危重病症。现代医学认为必须安装永久性心脏起搏器才能恢复正常心功能。本例因经济原因未行安装，应用中药桂枝加附子汤治疗，疗效称奇。方中附子、桂枝都有温振心阳的功效。现代中药药理研究证实，二药均有“强心作用”，能“增强心搏”，故治疗心阳衰弱之“病窦征”可谓切中病机也。

案 4　邵某，女，50 岁，1996 年 3 月 15 日初诊。

病史　患者在南方某市工作 10 余年。近 2 个月来，不明原因，经常全身微微自汗，双侧腋下汗出较甚，且发现白色内衣腋下部位被汗染成蓝色。因恐惧患“不治之症”，遂到当地一家三级医院内分泌、肿瘤科等进行检查会诊，未发现有明显器质性病变。刻诊：全身微微自汗，触摸内衣潮润，见双侧腋下白色内衣呈淡蓝色。问其是否每日如此，回答天天均染成淡蓝色，家中已有10多件白色内衣如此，其中有四五件因经常洗后重复穿着，腋下蓝色已较深。如用一般肥皂、香皂、药皂、洗衣粉等洗涤，都不易洗去淡蓝色，但用医院消毒的消毒灵涂擦，淡蓝色可褪去。自觉平素畏寒怕风，全身乏力，腰脊酸软，有时小便量少而不畅。舌质淡，苔白，脉缓。

西医诊断　腋下蓝汗症。

中医辨证　营卫不和，阳虚汗漏。

治法　调和营卫，补阳敛汗。

处方　桂枝加附子汤：桂枝12g，白芍、炙甘草、大枣各15g，生姜15片，炮附子30g（开水先煎1小时）。每日1剂，水煎服，日服3次，每次150ml。

疗效　上方连服7剂后，汗出渐止，腋下蓝汗消失。惟仍有乏力、腰酸，遂予补中益气丸及右归丸调治2周收功。随访1年未见复发。

按　《伤寒论》第20条云：“太阳病，发汗，遂漏不止，其人恶风，小便难，四肢微急，难以屈伸者，桂枝加附子汤主之。”本条证候之病因病机为太阳病过汗伤阳，营卫不和致阳虚汗漏并表证不解，故以桂枝汤和营解表，加附子以温经复阳，固表止汗。笔者所治病例，其病因不属太阳病过汗所致，乃由于素体虚弱使然，但其主要症候表现（“经常微微自汗”、“畏寒怕风”、“小便量少而不畅”）之病机亦为营卫不和，阳虚汗漏，故用桂枝加附子汤治疗疗效明显。

十、桂枝加附子汤（加味）——治愈肾病综合征之鼻衄

吴某，男，38岁，工人，1984年11月21日住院，病历号5743。

病史　患者因肾病综合征住院，全身浮肿，腹大如鼓，小便减少第10天。昨起突发鼻衄，血流如注，应用安络血、止血敏、

维生素K等多种西药止血效不佳。遂以凡士林纱布条行双侧鼻孔填塞，4小时后除去填塞物时鼻衄又发，只得重新填塞。血色素已从90g/L降至54g/L。证见：脸色灰白，颜面浮肿，张口呼吸，时有呃逆，食欲大减，全身乏力，头晕耳鸣，头面部烘热阵作，颈项以上汗水淋漓，咽干舌燥，口渴欲饮，予凉水饮之，饮后即呕。胸腹部皮肤初按烫手，久按则觉冷。腹部膨隆，肚脐凸起，叩诊有移动性浊音，腰以下冷如冰，小腿以下高度浮肿，按之如泥，小便短少，大便不通。舌质胖嫩，舌尖微赤，苔灰腻而干，脉沉细数。B超检查有大量腹水。实验室检查：尿液镜检有颗粒管型、脂肪管型，尿蛋白4.5g/24小时，血浆白蛋白25g/L，血胆固醇10.3mmol/L。

西医诊断　肾病综合征。

中医辨证　脾肾阳虚，水湿泛滥，阴盛格阳。

治法　峻补命火，破阴回阳，利水渗湿。

处方　桂枝加附子汤加味：熟附片30g（开水先煎1小时），桂枝10g，党参30g，干姜10g，炒九香虫10g，生白术20g，白芍15g，茯苓20g，姜半夏15g，大腹皮20g，陈葫芦壳30g，车前子20g（包煎），甘草10g，大枣15g，炒川连6g。每日1剂，水煎服，日服3次，每次150ml。

疗效　服药1剂后除去鼻腔填塞，鼻衄已止。再服2剂后，头汗消失，烘热亦退，尿量增加，大便通畅，腹胀日减，腰以下转暖，继续进行中西医结合治疗1月余，症状、体征显著好转后出院回家治疗。

按　鼻衄量大，为血证之危重急症。时医皆知急则治标，宜止血为先，殊不知此类鼻衄乃阳衰寒极，真阳上浮，灼伤鼻腔血络所致。且阴阳离决之势毕现，固本甚急也，若不迅速破阴回阳，则亡阳立见。阳气之不存，阴血将安附焉！

十一、桂枝附子汤合黄芪建中汤（加味）
——治愈不明原因发热

周某，男 48 岁，1999 年 6 月 4 日初诊。

病史 自述平素常有畏寒肢冷、大便溏薄等症状。从 3 月 10 日始，每日下午 4 时至 10 时出现发热，体温最高时达 39.5℃，一般都在 38℃～39℃之间。曾在当地某医院治疗 2 月余，诊为“不明原因发热”，西医应用青霉素、先锋必、丁胺卡那霉素、洁霉素、阿奇霉素、灭滴灵、异烟肼等多种抗生素治疗，未见明显效果，体温依然不降，故自动要求出院。改投当地某中医治疗，给服黄连、黄芩、黄柏、银花、连翘等清热解毒药治疗 5 日，体温非但不降，反而发热更高，最高时达 40.2℃，畏寒症状更甚，出现恶心呕吐，腹痛腹泻，遂停服剩余汤剂，由家人陪同来本院求治。刻诊：身体消瘦，精神不振，形寒肢冷，面色萎黄，伴全身乏力，头晕心悸，睡中多梦，自汗不止，食欲不振，时有恶心，脐周腹痛，大便溏薄，日 5～6 次。自述腰背部冷甚，似有冷水浇灌。舌质淡胖，舌边齿印深，苔白腻而润滑，脉沉细。

西医诊断 不明原因发热。

中医辨证 脾肾阳虚，气血两亏。

治法 温肾暖脾，益气养血。

处方 桂枝附子汤合黄芪建中汤加减：炮附子、桂枝、淡干姜、炙甘草各 10g，炒当归、炒苍术、炒白术、炒白芍、姜半夏、补骨脂、鸡内金、红枣、木香各 15g，炙黄芪、炒枣仁、茯苓、菟丝子各 20g，党参 30g。每日 1 剂，水煎服，日服 3 次，每次 150ml。

疗效 连服上方 7 剂后，即体温渐降正常，精神明显好转，食欲改善，腹泻亦止。尔后改服中成药附子理中丸、归脾丸调治

2周，诸症全消。

按 中医学将“发热”分为外感（实证）和内伤（虚证）二类，本例患者属内伤发热，故前医（当地中医）按外感发热，应用黄芩、黄连、黄柏、银花、连翘等清热解毒药治之无效，反使病情加重，此辨证错误所致也！本例之内伤发热乃由“脾肾阳虚，气血二亏”使然，当宗李东垣“甘温除热”法治之，即温肾暖脾，益气养血是也，此亦前人所谓“有是证则用是药”也！故笔者组方应用炮附子、淡干姜、桂枝、补骨脂、菟丝子、黄芪、党参、当归等大队甘温（热）补虚药，而不用一味清热解毒药，却获得了快速退热之效。

十二、柴胡桂枝汤——治愈不明原因高热

罗某，男，49岁，1996年10月15日初诊。

病史 自述1个半月前旅游时突然出现寒战发热，每在傍晚时发作。晚8点钟时体温最高，可达39℃～40℃，伴全身骨节酸痛，晚10点钟时汗出热退。白天精神尚可，活动如常。在九江市某医院内科经各方面检查后，病因不明，诊为“发热待查”。应用青霉素、先锋霉素、灭滴灵等多种抗生素联合静脉点滴治疗10日，无明显疗效。到上海市某医院进行详细检查（包括CT、MRI、血培养、骨髓穿刺等）后，仍不明原因，拟诊“发热待查”。继续应用多种抗生素（抗细菌、抗病毒）静脉点滴及肌肉注射等治疗1月余，发热仍不退。尔后加用皮质激素静滴1周，体温降至正常，但停用激素后，体温又回升至39℃～40℃。证见：身材较瘦，精神尚可。每日下午6点钟时先有寒战，随后体温渐渐升高至39℃～40℃，持续至晚10点钟即大汗出、热退。自觉全身骨节酸痛，心烦、恶心、欲呕。舌质淡红，苔白，脉弦数。

西医诊断 不明原因高热。

中医辨证　少阳太阳兼病。

治法　和解少阳，兼以发表。

处方　用柴胡桂枝汤方：柴胡、白芍、姜半夏、大枣、炒黄芩各15g，桂枝12g，党参30g，炙甘草10g，生姜5片。日1剂，连续水煎3次，每次取汁100ml，混匀后分早、中、晚3次服完。

疗效　上方连服5剂后，患者全身骨节酸痛、心烦、恶心、欲呕等症均消失，未再寒战，体温恢复正常。随访3个月，未见复发。

按　《伤寒论》第151条云："伤寒六七日，发热，微恶寒，支节烦疼，微呕，心下支结，外证未去者，柴胡桂枝汤主之"。本条文所述之证候为少阳兼太阳表证。太阳证未罢，故见发热、微恶寒，肢节烦痛，以桂枝汤和解表里。两方合用，则少阳太阳兼病同治。本例既有寒战、发热，全身骨节酸痛之太阳证表现，又有心烦、恶心、欲呕之少阳证表现，亦是少阳太阳兼病。故用柴胡桂枝汤治之可谓方证合拍，因而效果明显。

十三、大柴胡汤合四逆散、附子泻心汤（加减）
——治愈不明原因发热

郑某，女，64岁，加拿大籍，加拿大某公司研发部经理。

病史　患者于2005年9月6日因受凉感冒引起发热，直至10月19日至笔者处就诊时，病程已达43天。体温最高时在39℃以上，最低时为37.5℃。

发热后，曾先后就诊于一家二乙西医院，二家三甲西医院，一家三甲中医院，一家为某大学"名医诊疗中心"。西医医院围绕发热寻找原因，进行了很多项目的检测，包括三大常规，心肝肾功能，B超肝胆胰脾及双肾，拍X线胸片，血脂全套，肥达、外斐氏试验，流行性出血热抗体测定，布氏杆菌凝集试验，抗

"O"试验，C反应蛋白，类风湿因子，乙肝抗体测定以及免疫学等检查。其中不少项目还重复进行多次，始终未能明确发热原因。诊断有拟诊为"不明原因发热"、"发热待查"，也有"急性支气管炎"或"急性泌尿系感染"等。某三甲医院的西医告知患者，此种发热俗称"无名烧"，"治疗很困难"。各家西医医院都使用了多种类抗生素联合应用，直至选用最新型抗菌素治疗，未能使患者体温恢复正常。改投某中医院及某诊疗中心应用中医药治疗后，亦未见明显疗效。至此，西医治疗了28天，中医治疗了15天，均未能退热，病情在不断加重。患者信心丧失殆尽，自认为已"病入膏肓"。正感绝望之时，其公司所在地某医师介绍其找笔者诊治。刻诊：患者在其丈夫搀扶下蹒跚入诊室，见其恶寒甚重，内穿多件毛衣，又外披一件棉大衣仍不解寒，测体温为38℃，精神萎靡，但欲寐状，语声低微，呻吟不止。自觉全身乏力，头目眩晕，心烦欲吐，咳嗽痰粘，食欲很差，口干舌燥，脘腹胀痛，大便干结，小便短赤，四肢厥冷。经询问获悉，患者平素经常口干舌燥，便秘尿赤，背部发冷。自觉"体内很热，但体外怕冷。"舌质红绛无津，脉微细数。

西医拟诊　不明原因发热，急性支气管炎，急性泌尿系感染。

中医辨证　阳盛格阴、气阴二虚、阴损及阳（复合证）。

治法　清热泻火、益气养阴兼扶元阳。

处方　生黄芪30g，太子参30g，柴胡10g，炒黄芩15g，炒黄柏15g，地骨皮30g，桑白皮20g，象贝母15g，姜半夏15g，熟大黄10g，枳实15g，白芍15g，木香15g，香附15g，鸡内金15g，生地20g，知母15g，石斛30g，枸杞子20g，石韦30g，炮附子5g，淡干姜10g，炙甘草10g。每日1剂，水煎服，日服3次，每次150ml。服5剂。

疗效　05年10月24日，患者独自来诊，精神爽朗，笑容满面。喜述“服药后精神一天比一天好，我终于得救了！”体温最高为37.3℃，全身无力，头目眩晕，心烦欲吐，口干舌燥，咳嗽咯痰，脘腹胀痛等症逐渐改善和消失，排尿较畅利。唯食欲仍较差，背部和双足还较冷，大便仍较干燥。舌质红绛有津，脉沉细。此说明方证合拍，切中病机，故效若桴鼓。决定继守前方，熟大黄增至15g，加入仙灵脾15g，肉苁蓉15g。连服15剂。05年11月10日，患者来诉体温恢复正常已一周，最高为37.1℃，精神、体力基本康复，背冷及足冷消失，食欲很好，大便通畅，感激之情溢于言表。一年后，患者亲临本院，向院长呈送热情洋溢之感谢信，又来到诊室向笔者及老中医工作室的学生们深情地鞠躬致谢，无限感慨地说：“我一辈子也忘不了，是你们中医救了我的命！”

按 该患者发热长达43天，西医通过大量实验室及辅助检查，未能找出发热原因，故按常规应用抗菌素治疗，未能收到退热效果。而先期的中医治疗，仅用大队清热泻火、凉血解毒中药（见其门诊病历记录），未同时予以益气养阴兼扶元阳，故仍然无效。此并非中医药无效，更非中医药有害！乃医者对复杂危重病情之病机不明，辨证不当，治法、方药随之失误所致。由此可知，辨证论治是中医学之灵魂，辨证决定治法，治法决定方药，方药决定疗效，疗效又最终验证辨证是否确切。故辨证一错，一错百错！在本例辨证过程中，笔者当时面对如此危重病情，曾沉思良久。脑海里产生过四种中医辨证：其一是“邪热内郁证”（四逆散证）。能支持该证的症状有“四逆”，“其人或咳，或腹中痛”。但该患者之症状表现远较本证为重，故排除之。其二是“阴盛格阳证”（阴证似阳，寒极似热，真寒假热）。支持之症有“脉微细，但欲寐”，“心烦欲吐”，“身大热，反欲得衣”。但无“下利”、“小便色白”之少阴虚寒必备之症，故亦排除之。其三是“热病亡阳证”（外感热病发生中毒性休克等时出现）。支持之症有“外感发热”、“恶寒重”、“脉微细数”、“四肢厥冷”。但无“亡阳大汗”、“体温（血压）骤降”之症，且该证病势更为凶险，故再排除之。其四是“阳盛格阴证”（阳证似阴，热极似寒，真热假寒）。支持之症有“发热”、“四肢厥冷”、“大便干结”、“小便短赤”，不支持之症有“身大热，反欲得衣”。然据吴有可《温疫论》曰：“凡阳证似阴，外寒而内必热，故小便血赤；凡阴证似阳者，格阳之证也，上热下寒，故小便清白。但以小便赤白为据，以此推之，万不失一。”因之，辨证当属“阳盛格阴证”，又由于本例在发热过程中遭失治、误治，致热邪深入已久，耗伤气阴，最后损及元阳。故完整之辨证应为“阳盛格阴、气阴二虚、阴损及阳之复合证”，治当清热泻火、益气养阴兼扶元阳同时并举。临床疗效最后验证：上述辨证论治准确无误！

十四、柴胡加龙骨牡蛎汤——治愈精神分裂症

陆某，女，32岁，1993年6月17日就诊。

病史　精神失常2日，在家乱砸东西，打人骂人，县精神卫生中心医师给服氯丙嗪等未能控制发作。诊见患者蓬头垢面，口中骂声不断，拿扫把欲追打其夫，屋内各种物品砸扔满地。见笔者进门，在女儿规劝下，渐渐停止打砸，但仍胡言乱语不断。好言令其坐下，望见面红目赤，舌红苔黄燥，口气臭秽。述胸中满闷，心中烦热，日夜不眠，家人诉其大便干结，5日不解，尿少黄赤，臭气浓烈，脉弦数有力。

西医诊断　精神分裂症。

中医辨证　邪热上扰，心神不安。

治法　泻热逐邪，重镇安神。

处方　用柴胡加龙骨牡蛎汤：柴胡10g，炒黄芩、太子参各20g，茯苓、竹沥、半夏、生大黄（后下）各15g，生龙骨、生

牡蛎各30g，桂枝5g，铅丹1.5g，生姜3片。日1剂，连续水煎3次，每次取汁150ml，混匀后分早、中、晚3次服完。

疗效　连服5剂后，患者精神、行为恢复如常。为巩固疗效，再服5剂，随访1年余，未见再发。

按　《伤寒论》第110条云："伤寒八九日，下之，胸满烦惊，小便不利，谵语，一身尽重，不可转侧者，柴胡加龙骨牡蛎汤主之。"审证求因，可见本方适应证之主要病机为邪热内陷，上扰心神，故有"胸满烦惊"、"谵语"等表现。本患者其病因病机亦为热邪内迫，扰乱心神，故见"胸中满闷，心里烦热，胡言乱语，日夜不眠"等症。由于病因病机相似，故以本方治之，即获佳效。

十五、半夏泻心汤合甘草小麦大枣汤

——治愈性交呃逆症

蔡某，男，45岁。1997年4月18日初诊。

病史　自述于3月15日晚与妻子性交时突然频发呃逆，遂中止性交，呃逆逐渐消失。2小时后再次性交，呃逆又作，又被迫中止性交，呃逆遂停发。之后每进行性交时，即频发呃逆，已有10余次，严重影响夫妻性生活，精神十分痛苦。刻诊：面色无华，形体消瘦。诉平时上腹部常不适，间有腹痛，食欲不振已2年余，曾作胃镜检查，诊断为"慢性浅表性胃炎"。常有口苦口干，嗳气吞酸，偶有呕恶和呃逆，有时腹中肠鸣，大便溏薄。伴有精神忧郁，睡眠不安，呵欠频作。舌质淡红，苔微黄腻，脉弦细。

西医诊断　性交呃逆症。

中医辨证　脾寒胃热，心虚肝郁。

治法　温脾清胃，疏肝养心。

处方　半夏泻心汤合甘麦大枣汤加味：淮小麦、石斛、炒党参各30g，炒白术、姜半夏、木香、香附、荔枝核、鸡内金、煅瓦楞子、甘草各15g，淡干姜、炒黄芩各10g，淡吴萸、炒川连各3g，硃茯苓20g，大枣7枚。每日1剂，水煎服，日服3次，每次150ml，饭后半小时服，并嘱暂停夫妻性生活。

疗效　上方治疗1个月，胃肠症状消失，精神振奋，食欲增进，睡眠转安，大便成形。夫妻性生活未再发生呃逆。

按　本例患者素有慢性胃炎，精神忧郁，加之性交时情绪激动、紧张等因素，而导致性交时呃逆频发。笔者认为呃逆之发，因性交而引起，但病机仍在于中焦失和，胃气上逆，肝郁失疏，故应用半夏泻心汤加减调理中焦，和降胃气；甘麦大枣汤以养心安神，疏畅情志，由于方证合拍，故收良效。

十六、四逆汤合桂枝加龙骨牡蛎汤

——治愈不明原因盗汗症

杨某，女，57岁，1999年1月5日初诊。

病史　自述近2个多月来，夜间睡中常全身出汗，醒来即汗渐收。感觉全身湿漉漉，触摸内衣、内裤及床单几乎湿透，精神软弱，全身乏力。曾到本市多家中医院诊治，服生脉饮口服液、补中益气丸、六味地黄丸等，治疗近2个月，均无明显疗效。刻诊：身体稍胖，面色苍白，精神疲惫，形寒肢冷。每夜睡中仍全身出大汗，浸湿衣被，醒来汗止。自觉汗液较清稀，不粘腻。伴头目眩晕，全身无力，腰脊酸痛，双足足跟痛。时常畏寒，四肢厥冷，食欲减退，大便较溏。舌质淡白，舌边有齿印，苔白微腻，脉沉细。

西医诊断　不明原因盗汗症。

中医辨证　阳虚盗汗。

治法　温阳止汗。

处方　四逆汤合桂枝加龙骨牡蛎汤、右归丸和玉屏风散加减：生黄芪、煅龙骨、煅牡蛎、瘪桃干各30g，巴戟肉、菟丝子各20g，白术、白芍、鹿角片、枸杞子、仙灵脾、红枣各15g，炮附子、桂枝、陈皮、五味子、炙甘草各10g，生姜3片。每日1剂，连续水煎3次，每次取汁150～200ml，混匀后分早、中、晚3次服完。

疗效　上方连服7剂后晚间汗出大减，头目眩晕、畏寒肢冷等症亦明显减轻。守原方再服7剂后，夜间汗出止，精神转旺，畏寒肢冷消失，食欲增进，大便成形。惟仍有腰脊酸痛及足跟痛。遂按患者要求，改服中成药右归丸及黄芪精口服液调治1个月后收功。

按　查历代中医名著关于“汗证”之论述，阅现代《中医症状鉴别诊断学》关于“盗汗”之病机分析，其证型分类主要为心血不足、阴虚内热、脾虚湿阻及邪阻半表半里，未见有“阳虚盗汗”之论也！本例患者临证表现为面色苍白，形寒肢冷，腰脊酸痛，足跟疼痛，四肢厥冷，食欲减退，大便较溏，舌淡苔白，脉象沉细，辨为阳虚证有何难哉！然前医未能辨识，何也？可能囿于通常认为“盗汗多为阴虚、气虚”之论而削足适履，铸成谬误！由此可见，中医治病，贵乎辨证，“有是证则用是药”，不可墨守成规，拘泥旧论，独奉常理，应有创新意识也！本例之阳虚盗汗，由于辨证正确，方证合拍、故有桴鼓之效。

十七、四逆汤合理中丸（加味）
——治愈慢性支气管炎急性发作

王某，男，52岁，农民，1985年4月2日急诊。

病史　患者素有慢性支气管炎，近年来常畏寒肢冷，咳嗽咯清稀痰。今日上午，因5岁孙儿咳嗽，经乡卫生院中医诊治后给予加味麻杏石甘汤治疗，患者也自认为与孙儿咳嗽同病，故将孙儿中药煎服1剂。服药后1小时即出现全身恶寒颤抖，卧床盖3条棉被仍畏寒，体温高达39.5℃，遂请村卫生室医生出诊，疑为重感冒，注射复方氨基比林1支，但见不出汗，体温不降，病势较重。家属急邀笔者诊治。证见：身复厚被，蒙头蜷卧，恶寒颤抖，两颧浮红，高热无汗，咯痰清稀，口干舌燥，索要热饮。全身骨节酸痛，腹中阵阵绞痛，腰冷如冰，口鼻气冷，胸腹皮肤轻按觉热，重按则凉，大便水样泻。舌质淡胖，舌尖微赤，苔黑腻而干，脉浮大无力。测体温40.2℃。

西医诊断　慢性支气管炎急性发作。

中医辨证　阴盛格阳。（此乃阳虚之体，误服寒药，寒邪直中三阴，阳气大衰之故）

治法　峻补命火，破阴回阳，兼止嗽化痰。

处方　四逆汤合理中丸加味：熟附片30g（开水先煎1小时），朝鲜参15g，陈皮10g，半夏15g，茯苓20g，干姜10g，炒白术15g，紫菀10g，冬花10g，炙甘草10g，红枣15g，葱白4根，炒川连6g。

疗效　嘱患者家属速配中药1剂后立即煎煮，将头煎药汁150毫升令患者缓缓服下，1小时后即见患者全身濈然汗出，体温开始下降至38.5℃，并揭去1条棉被，随后续服二煎药汁150毫升，又过2小时后体温降至36.7℃，诸症明显好转，自觉全身舒适，只须盖1条棉被，并安然入睡。翌日起，将上方略加减后继续调治1周而愈。

按　患者乃素有肺寒留饮，治当温肺化饮，其孙儿乃肺热咳嗽，故以加味麻杏石甘汤清肺止咳为治。自服孙儿中药，为寒证误服寒药，致患者阳气大衰，阴盛于内，逼阳于外，突起高热而成阴阳离决之势。幸救治尚及时，挽生命于顷刻。

十八、四逆汤合白虎汤——治愈顽固性口腔溃疡

刘某，女，45 岁，2000 年 3 月 2 日初诊。

病史　自述口腔内黏膜、舌体、牙龈溃疡反复发作已 7 年余。曾在本市多家医院口腔科就诊，应用养阴生肌散、锡类散等治疗，未见明显效果。现感口腔内多处溃疡发生剧烈烧灼样疼痛，每进食即疼痛加重，影响工作和休息。刻诊：面色㿠白，四肢厥冷，腰膝酸软，食欲不振，大便溏薄，口苦极甚，口气臭秽，流涎不止，口腔上下唇内侧、舌尖部及舌体左侧，左下第一磨牙外侧牙龈下方各见一处米粒大溃疡，周围有红晕，溃疡面有黄色纤维样渗出物覆盖，舌质胖嫩，边有齿痕，舌尖红，苔薄黄，脉弦细带数。

西医诊断　顽固性口腔溃疡。

中医辨证　脾肾阳虚，胃火炽盛。

治法　温补脾肾，清胃泻火。

处方　熟附片 30g（开水先煎 1 小时），淡干姜、炙甘草各 10g，生石膏 50g（研细，先煎），知母、粳米各 15g。日 1 剂，水煎服，日 3 次，每次 150ml。

疗效　连服 7 剂后，口腔溃疡明显好转，疼痛消失，已能自由进食，大便基本成形。药已中的，宜守法治之，再服原方 7 剂。3 月 20 日，患者喜告 7 年痛苦已除，复查口腔黏膜、舌体、牙龈均已正常，随访 1 年，未见复发。

按　本例之口腔溃疡为寒热错杂、虚实互现之证，寒乃脾肾之虚寒，热乃胃之实热（火）。故组方用药宜寒热并用，补泻同施。以四逆汤（附子、干姜、甘草）温肾暖脾祛寒，以白虎汤（石膏、知母、粳米、甘草）清胃泻火逐邪，两者相反相成，相得益彰。曾有学生问大热药附子与大寒药石膏同用，药效岂不抵消？笔者答之，《伤寒论》全书中寒热药共用组方足有 30 多方，

直至今时，疗效确切。清代医家尤在泾在评论附子泻心汤时指出："此证邪热有余而正阳不足，设治邪而遗正，则恶寒益甚，或补阳而遗热，则痞满愈增。此方寒热补泻，并投互治，诚不得已之苦心，然使无法以制之，鲜不混而无功矣……药虽同行而功则各奏，乃先圣之妙用也。"又如陈蔚在评论栀子干姜汤时指出"栀子性寒，干姜性热，二者相反，何以同用之？而不知心病而烦，非栀子不能清之，脾病生寒，非干姜不能温之，有是病则用是药，有何不可！"寒热药共用组方治病，实为中医方剂学的一大特色！

十九、麻黄附子细辛汤

——治愈感冒、头痛、急性支气管炎、睾丸胀痛

案1　王某，男，54岁，渔民。1996年2月3日初诊。

病史　患者平素常感畏寒肢冷，大便溏薄，每当腹部受凉或进食寒凉水果及冷饮后，不过1小时即腹泻频频。最近因出海捕鱼受凉而发生感冒，现仍恶寒明显，无汗出，头项强痛，鼻塞流涕，咳嗽阵发，全身骨节酸痛，大便稀薄，舌质淡，苔白微腻，脉沉细。

西医诊断　感冒。

中医辨证　脾肾阳虚，外感风寒。

治法　温阳解表。

处方　麻黄附子细辛汤：麻黄9g，炮附子30g（先煎1小时），细辛10g。

疗效　用本方仅1剂，水煎服3次，每次100ml，患者感冒咳嗽即愈。唯大便仍溏，给服附子理中丸调治1周后正常。

按　本例感冒为太阳少阴表里俱病，亦即"太少两感证"，治当温经散寒，表里兼顾。方中麻黄发太阳之汗，以解在表之寒邪，附子温少阴之里，以扶阳气之虚，细辛专走少阴，助麻黄、

附子以散表里之寒。三药配合，补散兼施，扶正以祛邪，虽发微汗，但无损于阳气，不失为温经散寒之良方。辨证用之，立见功效。

案2　林某，女，34岁，工人。1997年3月14日初诊。

病史　患者3周前进城购物，返家途中，气候突变，遭遇雨淋。在家数日，头痛时发，难以进行正常工作。曾在本市某医院神经内科诊治，给予颅痛定、安定等镇痛、镇静剂治疗，初服时效佳，头痛即止。但1周后头痛又作，再服前药，效果则不佳。遂来本院中医科求治。刻诊：头顶部胀痛，有重裹感，伴畏寒肢冷，大便较湿，排泄不畅。舌质淡，苔白腻，脉弦细。测血压正常，颅脑CT扫描亦未见异常。

西医诊断　头痛。

中医辨证　寒湿头痛。

治法　温散寒湿。

处方　麻黄附子细辛汤：麻黄6g，炮附子30g（先煎1小时），细辛10g。每日1剂，水煎服3次，每次100ml。

疗效　连服5剂后，头痛即止。随访1年，未见复发。

按　本例头痛乃寒湿侵犯太阳经脉所致。足太阳膀胱经“起于目内眦，上额交巅……”故寒邪侵犯太阳经，则经脉收引，气血运行不畅而见头顶痛，又因兼夹湿邪侵犯，湿性重着黏滞，故有头痛“重裹感”。方中麻黄温经散寒，附子温散寒湿，细辛祛寒止痛，三药合用，散寒祛湿止痛，功效卓著。

案3　刘某，女，18岁，学生。1997年4月7日初诊。

病史　患者2个月前因受寒感冒后引起咳嗽，至今不愈。曾在本市多家医院进行中、西医治疗，效果不佳，故慕名求治于笔者。刻诊：咳嗽频频，胸闷胸痛，无痰咯出。晚间有时剧咳，影响睡眠。畏寒肢冷甚，大便溏薄，舌质淡红，苔白腻，脉弦细。

胸部X线摄片示：支气管炎。

西医诊断　急性支气管炎。

中医辨证　肺气虚寒。

治法　温肺止咳。

处方　麻黄附子细辛汤：炙麻黄9g，炮附子30g（先煎1小时），细辛10g。每日1剂，水煎服3次，每次100ml。

疗效　服本方5剂后，咳嗽大减，能咯出稀白痰，胸闷胸痛明显好转，畏寒肢冷消失，大便已成形。再服5剂后收功。随访半年未见再发。

按　本例咳嗽乃寒邪犯肺所致，寒主收引，使支气管痉挛，排痰不利，故咳嗽剧烈，胸闷胸痛，但无痰咯出，治当温散寒邪。寒邪去，则咳嗽止，咯痰易。方中麻黄止咳平喘，附子温阳散寒，细辛温肺化痰。三药配合，温肺止咳，疗效甚佳。

案4　施某，男27岁，农民。1997年6月25日初诊。

病史　患者10日前因下河游泳受凉，突发睾丸胀痛，曾在本市某医院泌尿外科诊为急性睾丸炎，给予注射先锋霉素等抗生素治疗，效果不佳，故求治于笔者。刻诊：会阴部发冷，双侧睾丸胀痛明显，掣引少腹。遇寒痛甚，得温则舒。局部检查：阴茎短缩（约2.5cm长），阴囊收缩如桔子状，触摸皮肤有冷感，双侧睾丸偏小，压痛明显。舌质淡，苔白，脉弦紧。

西医诊断　睾丸胀痛。

中医辨证　阴寒侵袭。

治法　温经散寒止痛。

处方　麻黄附子细辛汤：麻黄6g，炮附子30g（先煎1小时），细辛10g。每日1剂，水煎服3次，每次100ml。

疗效　服5剂后诸症全消。随访1年余，未见再发。

按　睾丸胀痛，历代医家都认为属于狭义之疝病证范围。王冰在《素问·大奇论》注中云："疝者，寒气凝结之所为也"。《医学心悟》亦云"疝者少腹痛引睾丸也。"故治疝，亦即治疗睾丸胀痛，当温散寒邪也。方中麻黄温经散寒，附子温散寒凝，细辛祛寒止痛，三药合用，温经散寒止痛，药虽少，然效力宏也。

二十、当归四逆加吴茱萸生姜汤——治愈静脉炎

杨某，男，55岁，1997年3月24日初诊。

病史 1个多月前，因感冒后致咳嗽、咯痰、胸闷，在乡卫生院诊为"急性支气管炎"。予青霉素静脉点滴治疗2周余痊愈。但双手前臂因输液导致肿胀、疼痛，诊为静脉炎。用热水袋热敷及中药皮硝外敷均未见明显效果。诊见双手前臂自桡骨茎突上方至肘窝处一段静脉高出皮面，呈青灰色，触摸似条索状，偏硬有胀痛，局部皮肤较凉，握其双手感冷。平素常头目眩晕，食欲不振，时有呕恶，胃脘冷痛。舌质淡，苔白微腻，脉细欲绝。西医曾诊为轻度贫血，慢性浅表性胃炎。血常规示：RBC3.6 × 10^{12}/L，Hb100g/L，WBC4.8 × 10^{19}/L。

西医诊断 静脉炎。

中医辨证 血虚寒凝，中阳不足。

治法 养血通脉，温经散寒兼温中祛寒。

处方 当归四逆加吴茱萸生姜汤：当归、大枣各20g，赤芍、通草、细辛、炙甘草各10g，桂枝12g，吴茱萸8g，生姜10片。日1剂，连续水煎3次，每次取汁100ml，混匀后分早、中、晚3次服完。剩下药渣再煎取药汁500ml，用2条毛巾浸湿药汁后分别热敷于双前臂静脉炎区，每日早、晚各1次。

疗效 治疗3周后，患者双前臂静脉炎消失，恢复如常，双手转为温暖，胃脘冷痛亦愈。随访1年，未见复发。

按 《伤寒论》第351条云："手足厥寒，脉细欲绝者，当归四逆汤主之。"第352条云："若其人内有久寒者，宜当归四

逆加吴茱萸生姜汤。”前条所述证候之病机为素体血虚，寒邪凝滞，气血运行不畅。故以当归四逆汤养血通脉，温经散寒。后条所述证候之病机为寒邪凝滞于胃脘，故见胃脘寒痛，呕吐等症，方中加入吴茱萸、生姜以温中散寒、降逆和胃。此患者表现为双前臂经脉（头静脉）疼痛，脉细欲绝；并见胃脘日久冷痛，时有呕恶。正与上述二条文之病机相似，故以当归四逆加吴茱萸生姜汤取效。

二十一、犀角地黄汤合半夏泻心汤（加减）
——治愈替代性月经

季某，女，27岁，2001年8月18日初诊。

病史　已婚4年未育。今年4月以来，每次月经来潮前1～2天即发生吐血，吐血量60～100ml，用止血西药治疗可愈。今日上午第五次发生经前吐血，吐血量约80ml。证见吐血刚止，口腔内可见血迹存在。平素喜食辛辣炙熏厚味之品，口渴喜饮，口臭明显，牙龈常肿痛，大便常干结，小便多黄赤，行经常先期，血色鲜红，量多质稠，舌质红、苔黄，脉弦数。血常规示轻度贫血，肝、肾功能正常。因惧怕胃镜检查，故作胃肠钡餐透视，未见胃、十二指肠有溃疡等病变。

西医诊断　替代性月经。

中医辨证　胃火血热。

治法　清胃泻火，凉血止血。

处方　水牛角片、仙鹤草、丹参、茅根炭各30g，炙黄芪、太子参、生地炭、麦冬各20g，炒当归、炒黄芩、白及、丹皮炭、木香各15g，生甘草10g，炒川连、生三七粉（冲服）各6g。每日1剂，水煎服，日服3次，每次150ml（内冲生三七粉2g），忌食辛辣燥热之品。

疗效　服7剂后未再吐血，行经3日而止，经血量少，色鲜红。口渴口臭消失，大便通畅，小便已不黄，舌质淡红、苔薄白、脉缓。守原方减去水牛角片、生三七粉、炒黄芩、白及，再服14剂。月经按时来潮，未见吐血，行经5日而止，血量血色正常，复查血常规，贫血已纠正，随访半年，未见复发。2003年3月怀孕，2004年1月得一健康女婴。

按 患者恣食辛辣炙熏味之品，致胃中积热，胃火上冲，迫血妄行所致倒经。故宜清胃泻火、凉血止血，用犀角地黄汤合半夏泻心汤加减治疗。笔者治疗妇女月经病，常以1个月经周期为一疗程，不采取让患者在每次行经前1周服药的方法。如此持续不间断治疗过程，可较快地调整人体内外环境和脏腑气血的平衡，有效地缓解患者的紧张心理，并可以缩短疗程，尽快获效。

二十二、白虎汤合抵当汤、大承气汤——治愈急性睾丸炎

赵某，男，28岁，1999年6月4日就诊。

病史 5月上旬，因与卖淫女嫖宿，数日后即发生尿频、尿急、尿痛，尿道口红肿、刺痒、流脓，在本院泌尿外科检查后诊断为“急性淋菌性尿道炎”，应用氟嗪酸口服治疗后痊愈。但不久出现右侧睾丸肿胀疼痛，稍活动则痛甚，诊为急性睾丸炎，应用头孢三嗪肌注治疗，并采取局部冷敷等措施，未见明显效果。现阴部睾丸疼痛剧烈，记忆力减弱，近事常遗忘，潮热口渴喜饮，汗出较多，心中懊侬，烦燥不安，大便不通，小便黄赤。查阴囊红肿，右侧睾丸、附睾明显肿胀，与左侧相比，体积增大2倍以上。触摸有热烫感，压痛显著，鞘膜无明显积液，左侧睾丸无明显肿胀及压痛。体温37.3℃；血WBC $8.5\times10^9/L$，N 0.75，L 0.23，M0.02。舌质红、苔黄燥，脉弦滑数。

西医诊断 急性睾丸炎。

中医辨证 胃火炽盛，大肠燥热，下焦瘀血。

治法 清胃泻火，通腑泄热，破血消瘀。

处方　白虎汤合抵当汤、大承气汤：水蛭、虻虫、生大黄（后下）、芒硝（冲服）、甘草各10g，知母、粳米、桃仁、枳实、厚朴各15g，生石膏（打碎先煎）30g。每日1剂，连续水煎3次，每次取汁150ml，混匀备用。日间上午9时、下午3时各口服150ml，冲服芒硝各5g。晚间9时，肛门保留灌肠150ml（不用芒硝）。

疗效　第1剂口服及灌肠后，3次泻下大量深黑色粪便，臭秽异常。自觉精神好转，睾丸疼痛减轻。服7剂后，阴囊红肿完全消退，右侧睾丸、附睾无肿胀疼痛，大小与左侧相同，记忆恢复正常。其余口渴、潮热、汗出等症亦均消失，惟觉肢体乏力，食欲欠佳，大便变溏，舌质淡红，苔白腻，脉弦细数。证属脾胃气虚，余邪未清。治宜健脾益气，清扫余邪。药用太子参、生苡仁、银花、败酱草、蒲公英各30g，茯苓20g，炒苍术、焦黄柏、牛膝、鸡内金、木香各15g，淡干姜、甘草、谷麦芽各10g。连服7剂后，诸症全消，完全康复。

按　《伤寒论》176条云："伤寒脉浮滑，此以表有热、里有寒（应为热），白虎汤主之。"237条云："阳明证，其人喜忘者，必有蓄血。……宜抵当汤下之。"238条云："心中懊憹而烦，胃中有燥屎者，可攻。……宜大承气汤。"患者就诊时有"潮热口渴喜饮、汗出较多、脉滑数"之症，当属阳明经证无疑；其伴有"记性较差，近事常遗忘"者，属阳明证"喜忘"之症；"心中懊憹，烦燥不安，大便不通"者，属阳明病"燥屎"内结之症（亦即阳明腑证）。故以白虎汤清热生津除烦热，抵当汤破血消瘀治"喜忘"，大承气汤峻下热结逐"燥屎"，方证合拍，故获显效。

二十三、金匮肾气丸

——治愈泪溢症、高血压病、男子乳房发育症

案1　孙某，男64岁，1997年5月14日初诊。

病史　近2年来经常双眼流冷泪，不分春夏秋冬，无论无风有风，不时泪下，迎风尤甚。曾到某专科医院诊治，给服维生素E及杞菊地黄丸等无明显疗效。最近泪流加重，手中常持毛巾拭泪，影响日常生活和外出活动。诊见双眼泪液常流，拭之不久又生，清冷而稀薄，畏寒肢冷，腰膝酸软，阳痿不举，舌质淡红，舌边齿痕深，苔白多津，脉沉细。检查泪点位置无异常，泪道无阻塞。

西医诊断　泪溢症。

中医辨证　肝肾阳虚。

治法　温肾暖肝。

处方　金匮肾气丸（浓缩型），口服，每次10粒，每日3次。

疗效　连服8周后，双眼流冷泪症即消失，性功能亦康复，随访1年未见复发。

按　本例泪溢症属虚证，由于肝肾阳虚，不能约束其液而致冷泪常流。金匮肾气丸为温补肾阳之药，因肝肾同源，故肝肾阳虚者，用之亦效。前医用杞菊地黄丸，是主治肝肾阴虚证，药不对证，岂能奏效！

案2　罗某，男46岁，1998年2月13日初诊。

病史　近2个月来因教学工作紧张，出现头胀头痛或头目眩晕，测量血压为19.95/12.63kPa，服珍菊降压片及杞菊地黄丸治疗，效果不佳。诊见形寒肢冷，头胀头晕，腰膝酸软，夜尿频数（每晚6～7次），性功能减退，舌质淡红，苔白，脉沉细。无高血压家族史。

西医诊断　高血压病。

中医辨证　肾阳不足。

治法　温补肾阳。

处方　金匮肾气丸（浓缩型），口服，每次10粒，每日3次。

疗效　连服4周后，头胀头晕即消失，测量血压为17.95/11.30kPa，观察1周未见升高。其余形寒肢冷、腰膝酸软之症亦消失，夜尿1~2次，性功能明显好转。为巩固疗效，令其再服2周。随访1年余，血压测定正常。

按　高血压病归属于中医“头痛”、“眩晕”等范畴，临证以阴虚阳亢为多见，中药多以天麻钩藤饮、杞菊地黄丸等治之。但本例患者属于肾阳虚，肾阳不足致血脉温煦失常，故以温补肾阳之金匮肾气丸治之而获效。

案3　刘某，男，54岁，1997年10月14日初诊。

病史　近半年来左侧乳房内出现一小肿块，隐隐胀痛，触摸或磨擦时胀痛尤甚。曾在本市某医院男性科诊治，给予他莫昔芬及逍遥丸治疗，无明显疗效。诊见身材稍瘦，平素常腰膝酸软，性事不佳。查左侧乳房略隆起，乳晕下触及一结节，直径2.5cm，质地一般，能滑动，压之胀痛明显，无红肿、发热现象，右侧乳房正常，舌质淡红，边有齿印，苔白滑。未服用过激素类及引起男子乳房发育的其它可疑药物。实验室检查：睾酮10.5nmol/L，低于正常值。促卵泡激素FSH及促黄体生成激素LH在正常范围。

西医诊断　男子乳房发育症。

中医辨证　肾阳亏虚。

治法　温补肾阳。

处方　金匮肾气丸（浓缩型），口服，每次10粒，每日3次。

疗效　连服6周后，左侧乳房内结节即消失，性功能亦康复。随访1年余，未见复发。

按 男子乳房发育症在临证时多见肝气郁结，治宜疏肝理气，可选用逍遥丸治疗。但本例为肾阳亏虚，体内雄性激素睾酮低下所致，故应选用温补肾阳的金匮肾气丸治疗。现代药理研究证实，金匮肾气丸有提高雄性激素的作用，此为本例取效之原因所在。

二十四、大承气汤（加味）

——治愈急性支气管炎（恢复期便秘）

刘某，男，45岁，小学教师。1992年6月14日初诊。

病史 自述3周前因高热，咳嗽，胸痛，咯黄浓痰，西医诊为急性支气管炎，入院应用西药抗生素治疗而愈。近2周来出现手足冰凉较甚，每用热水浸洗后感舒服，但不久，手足冰凉依旧。曾请多名西医诊治，均不知所措。现经朋友介绍，求治于笔者。证见：四肢厥冷，伴全身亦有畏寒感。面红目赤，口苦口臭，喜凉饮。时有呃逆，腹部胀痛拒按，大便干结，已9日不解，小便黄赤。舌质红，苔灰黑而燥，脉沉伏。

西医诊断 急性支气管炎（恢复期便秘）。

中医辨证 阳明腑实。

治法 通腑泄热。

处方 大承气汤加味：厚朴15g，枳实15g，三棱15g，莪术15g，熟大黄15g，元明粉9g（分3次冲服），旋覆花10g（包煎），生代赭石20g，每日1剂，连续水煎3次，每次取汁150ml，混匀后分早、中、晚3次服完。

疗效 连服5剂后，患者大便即通畅如常，全身畏寒及四肢厥冷之症渐退。

按 《温病条辨》中焦篇第6条云："阳明温病，面目俱赤，肢厥，甚则通体皆厥……不大便，七、八日以外，小便赤，脉沉伏……胸腹满坚，甚则拒按，喜凉者，大承气汤主之。”该患者主证与本条文所述基本相似，故以加味大承气汤下之，立见功效。

二十五、三甲复脉汤（加味）——治愈乙型脑炎（恢复期）

叶某，男，20岁，中学生。1994年8月20日会诊。

病史　患者母亲代诉：1个月前突发高热，昏迷，抽搐，体温达40℃，入本院急诊室。经血常规、脑脊液及CT等多项检查后，西医确诊为乙型脑炎。应用退热剂、输液及抗病毒等治疗后，神志渐清，抽搐消失。但仍有低热37.8℃～38.2℃，手足却冰冷，要求中医会诊，加用中药治疗。证见：两颧红赤，测体温为38℃，形体消瘦，精神萎靡，言语低微，食欲较差，心中澹澹大动，大便较干，小便黄赤。四肢厥冷，手指时有蠕动，牙齿干枯，舌质红绛，脉细数。

西医诊断　乙型脑炎（恢复期）。

中医辨证　真阴亏损，

治法　滋阴熄风。

处方　三甲复脉汤加味：西洋参15g，炙甘草15g，生地20g，白芍20g，麦冬20g，生牡蛎20g，生必甲20g，生龟板20g，火麻仁15g，东阿胶9g（烊冲），焦黄柏12g，地骨皮30g，生山楂20g。每日1剂，连续水煎3次，每次取汁150ml，混匀后分早、中、晚3次服完。

疗效　连服10剂后，患者精神明显好转，心中澹澹大动，四肢厥冷及手指蠕动等症均消失。

按　《温病条辨》下焦篇第14条云：“下焦温病，热深厥深，脉细促，心中澹澹大动，甚则心中痛，三甲复脉汤主之。”该患者主证与本条文所述基本相似，故以加味三甲复脉汤治之，效若桴鼓。

二十六、白通加猪胆汁汤（加减）

——治愈急性胃肠炎、舌体疼痛

案1　杨某，女，37岁，工人，1975年6月12日上午初诊。

病史　自述于6月10日午后因食不洁李子，于当天下午三时许出现头昏头痛、恶心及阵发性腹痛。次日凌晨三时，出现发热、呕吐及剧烈腹泻，泻下物清稀水样，腥味较浓。本单位卫生所医生给服氯霉素、阿托品治疗后，腹痛缓解，便次减少。但翌晨又腹泻频数，故转诊中医。证见精神萎靡，虚烦不安，不时干呕，声低息短，两颧浮红，高热反厚衣，咽喉灼痛，渴欲热饮，但饮不多，腰膝酸软，腹痛肠鸣，泄泻频数，口鼻气冷，四肢厥冷。舌质淡胖，舌尖微红，苔黄腻而干，咽部充血，扁桃体不肿大，脉浮大无力，测体温39.5℃。

西医诊断　急性胃肠炎。

中医辨证　寒湿伤中，阳气大衰，阴盛格阳。

治法　峻补命火，破阴回阳。

处方　熟川附片30g（先煎1小时），肉桂5g，干姜10g，党参30g，炒白术15g，木香12g，茯苓15g，炙甘草10g，大枣15g，桔梗6g，葱白4根，炒川连6g。每日1剂，水煎服，日服3次，每次100ml。

疗效　连服上方5剂，即热退神安，腹痛泄泻止，诸症若失。

案2　袁某，男，55岁，农民，1980年4月12日初诊。

病史　自述一年来，舌体烧灼样疼痛，每饮水、进食即疼痛加剧，故常恐惧进食，身体日渐消瘦。曾多处求医，西医给服核黄素、维生素C等治疗，中医均以导赤散、黄连上清丸、知柏地黄丸之类清热泻火、凉血养阴之剂治疗，越治则舌痛越甚，苦不堪言，故来就诊。证见身体瘦削，精神萎靡，头面轰热，咽干口燥，试以冷水令其饮，但不欲饮，换热饮亦不多。胃脘隐痛，大便溏泄，腰膝酸软，全身乏力，四肢厥冷，小腿以下浮肿，按之如泥。舌质嫩红、舌面满布纵形裂纹、裂纹内有渗血，脉沉细迟。血、尿、粪三大常规正常，心功能、肝功能、肾功能检查亦无明显异常。

西医诊断　舌体疼痛。

中医辨证　素体阳虚，误用寒药，阳气益衰，阴盛格阳。

治法　峻补命火，破阴回阳。

处方　熟川附片30g（先煎1小时），党参30g，桂枝10g，干姜10g，白术20g，茯苓20g，木香12g，炒九香虫9g，炙甘草10g，大枣15g，炒川连6g。每日1剂，水煎服，日服3次，每次100ml。

疗效　连服上方15剂后，患者舌痛消失，进食方便，小腿以下浮肿亦消，大便成形，精神转旺。唯舌面裂纹依旧，但渗血已止。自觉“疗效出奇”，甚为感激。

按　阴盛格阳证是由于人体阴阳不能互相维系而产生格拒的一种少见证候。其临床表现由二方面组成。一是由于心、脾、肺、肾等脏阳气衰微而导致的“阴盛”的表现，这是属于本质的虚寒证，亦即“真寒”证，所见证候均是脏腑气血津液失常的病变。二是由于阴寒内盛，逼阳外越所所致的“格阳”的表现，这是一种出现在人的头面部、皮肤、四肢等外部体表部位属于假象的“假热”之症。张仲景在《伤寒论》中云：“病人身大热，反欲得衣者，热在皮肤，寒在骨髓也。”此即辨别真假寒热之纲领。上述病案中例一即有“身大热，反欲得衣”的表现。张景岳在《景岳全书·传忠录》中云：“假寒误服热药等证，但以冷水少试之。假热者必不喜水，即有喜水者，或服后见呕，便当以温热药解之。”上述病案中例二即有“不喜水”的表现。由于本证属于阳衰寒极，真阳外越之证，故治疗原则当峻补命火，破阴回阳。张仲景在《伤寒论》中用白通加猪胆汁汤及通脉四逆加猪胆汁汤主之。笔者治疗此证乃守仲景之法度，非拘泥其一方一药。组方治疗常以附片、肉桂（或桂枝)、干姜辈补命火(填真阳)、破阴寒为主，同时根据患者脏腑的不同病理表现，配入相应的药物，以加强治疗的针对性。并用黄连作反佐，以从阴引阳。

二十七、乌梅丸——治愈慢性口腔溃疡、慢性胆囊炎、慢性细菌性痢疾

案1　林某，女，53岁，1991年5月8日初诊。

病史　近5年来口腔黏膜、舌体、牙龈时发溃疡，疼痛较剧，饮食甚为苦楚。曾在本市某专科医院诊断为慢性口腔溃疡，给予养阴生肌散、锡类散及黄连上清丸等治疗，开始疗效较好，以后口腔溃疡屡发屡用，疗效逐渐下降，近年来使用已无效。遂求治于中医。刻诊：面色苍白，精神萎顿，腰酸肢软，全身乏力，畏寒肢冷，食欲不振，五更泄泻，口苦口臭，流涎不止。口腔内左右两侧黏膜、右下第一磨牙外侧牙龈、舌体左中边缘各见一处米粒大溃疡，周围有红晕，溃疡面见有黄白色纤维素样渗出物复盖，自发痛剧烈。舌质胖嫩，边有齿印，舌尖微赤，苔微黄，脉弦细带数。

西医诊断　慢性口腔溃疡。

中医辨证　脾肾阳虚，胃热上冲。

治法　温补脾肾，清泄胃热。

处方　乌梅丸，每日3次，每次6g。

疗效　连服10日，症状体征全部消失。随访1年，未见复发。

案2　赵某，女，47岁，1992年10月28日初诊。

病史　自述近3年来时常发生右上腹部不适，有时出现胀痛或钝痛，向右后腰及右肩胛区放射，伴嗳气吞酸或恶心欲呕，进食油脂类食物后，上述症状即加剧。B超检查示胆囊收缩功能不良。西医给服金胆片、胆宁片及龙胆泻肝丸等治疗，能缓解和消除上述症状。但服药较久后，出现大便溏泄，且逐渐加重，有时1天排便7～8次，影响工作和休息，故求治于中医。刻诊：面色灰白，精神不振，畏寒肢冷，全身乏力，右胁不适，口苦较甚，食欲不振，下腹发冷，大便溏泄。舌质胖嫩，边有齿印，苔白腻，脉沉细。

西医诊断　慢性胆囊炎。

中医辨证　脾肾阳虚，胆热内郁。

治法　温肾暖脾，清泄胆热。

处方　药用乌梅丸治疗，每日3次，每次口服6g。

疗效　连服20日，症状体征全部消失。随访1年，未见复发。

案3　李某，男，55岁，1990年5月3日初诊。

病史　今年2月初，曾因饮食不洁出现畏寒、发热，伴恶心呕吐、腹痛腹泻。大便为黏稠状粉红色脓血便，日10余次，便后有里急后重。乡卫生院诊为急性细菌性痢疾，给服氯霉素、痢特灵及阿托品治疗，症状逐渐好转，但始终没有治愈。至今，仍有轻度腹胀腹痛和腹泻，大便常带有少量黏液和脓血或完全呈粘冻状。因自服痢特灵和黄连素治疗，效果不佳，故改投中医。刻诊：面色㿠白，精神萎靡，畏寒肢冷，腰膝酸软，全身乏力，食欲不振，脘腹冷痛，大便呈粘冻状、小便清长。舌质胖嫩，边有齿印，苔白腻，脉细。

西医诊断　慢性细菌性痢疾。

中医辨证　脾肾阳虚，大肠湿热。

治法　温肾暖脾，清热燥湿。

处方　乌梅丸，每日3次，每次6g。

疗效　连服15日，症状体征全部消失，随访年余，未见复发。

按　乌梅丸是汉代张仲景在其所著《伤寒论》中主要用于治疗上热下寒、寒热错杂之蛔厥证。该丸为寒热药并用、补泻药同施之复方，其中附子、干姜、肉桂、细辛等为辛热药物，有温阳散寒之功；黄连、黄柏为苦寒药物，有清热解毒（清热燥湿）之效，合而用之能对寒热错杂之病证并调寒热、同理虚实。上述慢性口腔炎、慢性胆囊炎、慢性细菌性痢疾患者均有脾肾阳虚之脏寒一面，又兼有胃热上冲（口腔郁热）、胆热内郁、大肠湿热之腑热一面，是为脏寒腑热之寒热错杂证，其病机与蛔厥证相同，故可异病同治，用乌梅丸治之，疗效甚佳。

二十八、乌梅丸（加减）——治愈阴茎勃起功能障碍、男子不育症、慢性前列腺炎

案1　罗某，男43岁，中学教师。2000年4月15日初诊。

病史　自述近2年来每日晨起泄泻1次，早餐后又泄泻1次，伴畏寒肢冷，腹中隐痛。近半年来出现性功能不佳，阴茎勃起不坚，有时不能勃起，夫妻性生活不满意。经友人介绍求治于笔者。刻诊：精神萎靡，神疲乏力，腰酸肢冷，食欲不振，大便溏薄，夹杂黏液，偶有里急后重感。阳痿不举，龟头发凉，阴囊冷缩。舌质淡胖，边有齿印，舌苔灰腻，脉细缓。大便常规：白细胞（+），黏液（++）。性激素测定：FSH、LH、PRL、E_2、T值均在正常范围。

西医诊断　阴茎勃起功能障碍。

中医辨证　脾肾阳虚，大肠寒湿郁热。

治法　温肾健脾，燥湿清热。

处方 乌梅丸加减：炮附子30g（开水先煎1小时），淡干姜10g，桂枝10g，炒党参30g，炒苍术15g，焦黄柏15g，生米仁30g，牛膝15g，茯苓20g，台乌15g，木香15g，补骨脂15g，细辛10g，炒川连5g，银花30g，甘草10g，炒地榆15g，乌梅15g。14帖，每日1帖，连续水煎3次，每次取汁200ml，混匀后分早、中、晚3次温服完。

疗效 4月29日二诊：精神明显好转，腹中隐痛消失，大便已成形，黏液消失。龟头及阴囊转温，但性功能仍不佳。守上方，炮附子减至15g，去细辛、银花、炒地榆、炒川连，加胡芦巴15g，蛇床子20g，露蜂房10g，蜈蚣3条。14帖，煎服法同前。5月13日三诊：阴茎勃起坚硬，性生活满意。为巩固疗效，予中成药右归丸续服1月。随访半年，未见复发。

按 本例为鸡鸣泻合并功能性ED。首诊用乌梅丸合四神丸加减先治鸡鸣泻。由于大便常规中白细胞（+），示有细菌感染，故方中加用银花、地榆协同黄柏、黄连加强抗感染力度。由于方证合拍，故鸡鸣泻二周即愈。二诊始将原方加减，重点加入具有催欲助勃、兴阳振痿功效的露蜂房、蛇床子、蜈蚣3味药物，由于切中病机，ED较快康复。

案2 林某，男，28岁，汽车驾驶员。2000年2月22日初诊。

病史 自述结婚4年不育，伴鸡鸣泻半年余。曾在本市某院男性科应用西药他莫昔芬等治疗近2年，疗效不佳。故求治于笔者。刻诊：形体消瘦，神疲乏力，食欲不振，腰膝酸软，四肢厥冷，腹中冷痛，大便溏薄。妻子经妇产科检查，无影响生育疾患，夫妻性生活和谐。检查：阴茎、阴囊、睾丸、附睾、精索、前列腺、精囊腺未见异常。龟头稍有冷感。舌质淡胖，苔白微腻，脉沉细。实验室检查：小便常规正常。精液检查（外院）：精子活力a级12.5%，b级20.5%，c级36.6%，d级30.4%。

精子活力39%。精子密度1.26×10^7/ml。异形精子25%。性激素测定：FSH1.15Iu/L。

西医诊断　男子不育症。

中医辨证　脾肾阳虚。

治法　温肾健脾。

处方　乌梅丸加减：炮附子30g，淡干姜10，桂枝10g，炙甘草10g，细辛6g，炒党参30g，炒白术15g，炒苍术15g，茯苓20g，鸡内金15g，补骨脂15g，台乌15g，焦黄柏12g，淡吴萸5g，木香15g，乌梅15g，枸杞20g，菟丝子20g。14帖，每日1剂，连续水煎3次，每次取汁200ml，混匀后分早、中、晚3次温服完。

疗效　3月7日二诊：腹中冷痛消失。食欲增进，大便成形，四肢转暖，龟头转温。但仍有乏力和头目眩晕。此为鸡鸣泻已愈，宜按上方将炮附子减至10g，再减去苍术、细辛、乌梅、淡吴萸、木香、加炙黄芪30g，当归15g，仙灵脾15g，巴戟肉20g，鹿角片15g。14帖。3月21日三诊：乏力明显好转，头目眩晕基本消失。方药效佳，守二诊方再连服28帖。4月20日四诊：精液检查主要指标为：精子活力a级25.4%，b级27.3%，c级30.6%，d级16.7%。精子活率70%。精子密度2.5×10^7/ml。异形精子10%。已经达到正常范围，为巩固疗效，改服中成药右归丸、归脾丸2月。5月10日，患者喜告，妻子已怀孕。2001年3月8日，其妻剖腹产下一健康女婴。

按　本例为鸡鸣泻合并男子不育症。首诊用乌梅丸合四神丸加减治愈鸡鸣泻。二诊始，将原方加减，主要加入具有益气养血、温肾助阳的炙黄芪、炒当归、仙灵脾、巴戟肉、鹿角片类药物。此类药物经现代药理研究证明，其有增强精子活动力，提高精子成活率等作用，故治疗本例不育症获得佳效。

案3　施某，男，42岁，农民。2001年4月12日初诊。

病史　自述近1年来，经常腰骶部酸痛，会阴部不适，尿道有灼痛，尿末有白浊。曾在本市某医院泌尿外科诊为慢性非特异性前列腺炎，给服氧氟沙星、阿奇霉素等治疗。初时效果较好，症状明显改善。但1个月后即复发如前，再服前药，效果已不显。遂求治于笔者。刻诊：神疲乏力，头目眩晕，畏寒肢冷，腰骶酸痛，下腹部及会阴部胀痛，大腿内侧及睾丸有不适感。尿道灼热刺痛，尿急，尿频，尿末流白浊，大便溏薄。舌质淡红，苔白腻微黄，脉弦细。肛门指检前列腺肿胀，触痛明显。实验室检查：尿常规正常。前列腺按摩液镜检：白细胞（++），卵磷脂小体（++）。衣原体、支原体培养（-）。

西医诊断　慢性非特异性前列腺炎。

中医辨证　脾肾阳虚，精室湿热。

治法　温肾暖脾，清利湿热。

处方　乌梅丸加减：炮附子15g，桂枝10g，淡干姜10g，细辛10g，炙甘草10g，炒党参30g，炒苍术15g，焦黄柏15g，生米仁30g，牛膝15g，苦参20g，瓦松花30g，土茯苓30g，川萆薢15g，败酱草30g，红藤30g，龙胆草10g，银花30g，凤尾草30g，木香15g，焦六曲20g。14帖。内服，每日1剂，连续水煎3次，每次取汁200ml，混匀后分早、中、晚3次温服完。外用：上述内服药煎毕，利用原药渣再加水2000ml，煎取1000～1500ml汤汁，待降至适宜温度后进行肛门坐浴，每晚睡前1次，每次10～15分钟。

疗效　5月26日二诊：畏寒肢冷明显好转，腰骶部酸痛减轻，尿道灼热刺痛及尿急、尿频均消失。尿末偶有滴白，大便成形。舌质淡红，苔白，脉缓。药已中病，宜守上方，去细辛，加生黄芪30g，再服14帖，用法同前。6月9日三诊：症状全部消失。前列腺液镜检：白细胞2～3/HP，卵磷脂小体（+++）。

为巩固疗效，予附子理中丸、三妙丸（或龙胆泻肝丸）同服1月。随访半年余，未见复发。

按 本例慢性前列腺炎属于寒热错杂、虚实兼夹之证。寒与虚表现在整体脾肾阳虚，诸如畏寒肢冷、神疲乏力、头目眩晕，腰骶酸痛，大便溏薄等；热与实表现在泌尿生殖系局部，诸如尿道灼热刺痛，尿急，尿频，前列腺触痛等。故治法宜祛寒清热、补虚泻实同时并举，用药宜寒热共用、虚实并调同时进行。《伤寒论》乌梅丸组方即有此特点，故用其适当加减，使切中本例病机，收效甚佳。

二十九、薏苡附子败酱散——治愈孕妇急、慢性阑尾炎

案1 林某，24岁，2000年5月12日就诊。

病史 自述怀孕已4月，今日晨起感觉恶心欲呕，上腹部阵发性疼痛。近中午时腹痛转移至右下腹部。经本院妇产科检查后诊断为急性阑尾炎，建议进行手术治疗。患者因惧怕手术，且担心抗感染治疗可能影响胎儿，故要求服中药治疗。刻诊：右下腹阵阵作痛，但不剧烈，已无恶心欲呕症状，但身倦乏力，口苦口干，食欲不振，大便较干，小便黄赤，舌质红，苔黄腻，脉弦滑数。查右下腹阑尾处（麦氏点），触及鸡蛋大柔软包块，压痛较显，痛处拒按，腰大肌试验阳性。体温38℃，WBC 12.5×10^9/L，N 0.85，L 0.15。

西医诊断 急性阑尾炎。

中医辨证 湿热蕴结，气血瘀滞。

治法 清利湿热，行气活血。

处方 薏苡附子败酱散：薏苡仁50g，熟附片3g，败酱草30g。每日1剂，连续水煎3次，每次取汁100ml，混匀后分早、中、晚3次服完。

疗效 连服7剂后诸症全消，体温及血象恢复正常，11月

初顺产一健康女婴。

按 本例为大肠实热证，湿热内蕴兼夹气血瘀滞。薏苡附子败酱散方中附子作为反佐，不宜重用，否则将助阳而致毒热更盛。诚如尤在泾在《金匮要略心典》中所云"附子则假其辛热，以行郁滞之气尔"。魏荔彤在《金匮要略方记本义》中所云"附子微用，意在直走肠中，屈曲之处可达"。

案2 罗某，27岁，2001年3月2日就诊。

病史 自述怀孕已7个月，反复发作性、固定性右下腹疼痛已3年余，每年有2~3次发作。曾在本院外科诊断为慢性阑尾炎，因惧怕开刀而未作手术。每次右下腹疼痛发作时用抗生素静脉滴注可愈。近几天又发生右下腹疼痛，妇产科检查后仍诊为慢性阑尾炎，因顾虑西药或手术治疗对胎儿不利而转中医治疗。刻诊：右下腹隐隐胀痛，无恶心呕吐及发热症状。近1个月来食欲欠佳，畏寒肢冷，腰膝酸软，大便溏薄，小便清长，舌质红，苔白腻微黄，脉滑带数。检查右下腹麦氏点有压痛，反跳痛可疑，未扪及明显包块，右下肢阑尾穴位指压痛明显。体温37.2℃，WBC7.8 $\times 10^9$/L，N 0.75，L 0.25。

西医诊断 慢性阑尾炎。

中医辨证 脾肾阳虚兼夹湿热蕴结、气血瘀滞。

治法 温肾暖脾兼清利湿热，行气活血。

处方 薏苡附子败酱散：薏苡仁30g，熟附片15g，败酱散25g。每日1剂，连续水煎3次，每次取汁100ml，混匀后分早、中、晚3次服完。

疗效 连服7剂后右下腹疼痛及畏寒肢冷消失，精神较好，食欲增进，大便成形。5月底顺产一健康男婴。

按 本例为脏寒腑热证，脏寒为脾肾阳虚，腑热为大肠湿热内蕴兼夹气血瘀滞。薏苡附子败酱散方中附子用其温阳散寒，故用量宜加重，否则阳虚内寒不能温散，湿热瘀滞也难祛除。

三十、麻黄升麻汤——治愈急性支气管炎并牙龈炎、胃肠炎

李某，女，25岁，1997年7月2日初诊。

病史　患者产后第6日，因畏热贪凉而感冒，经口服克感敏治疗后，感冒已愈。但出现烦热、咽痛、舌痛、牙龈肿痛、咳嗽气喘、口渴舌燥之症，故又自服冷饮（冰西瓜、冰淇淋等）解渴。因贪食过多，发生腹痛腹泻，全身不适。刻诊：表情痛苦，头目眩晕。咽喉疼痛，扁桃体Ⅱ度肿大，有白色脓点，舌体灼痛，舌下有2处米粒大溃疡。牙龈肿痛，右下第一、二磨牙外侧牙龈红肿明显，有少许渗血。咳嗽气喘，胸闷胸痛，咯少许粘痰。口渴舌燥，舌质红，苔黄白相兼少津。脐周轻微腹痛，肠鸣音亢进，大便溏薄，日2~3次，尿色较黄，阴血少量，脉搏弦数。辅助检查：血常规：RBC3.5 $\times 10^{12}$/L，Hb95g/L，WBC10 $\times 10^{9}$/L，N 0.8；胸部X线摄片示支气管炎；大便涂片镜检见白细胞少许。

西医诊断　急性支气管炎并牙龈炎、胃肠炎。

中医辨证　肺热咳嗽，胃火上炎，阴血亏损，脾阳中寒。

治法　清肺止咳，清胃降火，滋阴养血，温阳散寒。

处方　麻黄升麻汤：炙麻黄9g，知母、炒黄芩、天冬、白芍、当归、白术各15g，生甘草、升麻、干姜、桂枝各10g，玉竹、生石膏（先煎）各30g，茯苓20g。每日1剂，水煎服，日服3次，每次200ml。

疗效　连服5剂后，患者咽痛、舌痛、牙龈痛、咳嗽、气喘、胸痛等症大减，精神明显好转，大便基本成形，阴血已止。药见奇效，遂再服5剂，痊愈。

按　《伤寒论》第357条云“伤寒六七日，大下后，寸脉沉而迟，手足厥逆，下部脉不至，喉咽不利，唾脓血，泄利不止

者为难治。麻黄升麻汤主之。”本方由麻黄、升麻、当归、知母、黄芩、葳蕤、芍药、天门冬、桂枝、茯苓、甘草、石膏、白术、干姜十四味药物组成。从条文所述病证看，属于上热下寒、阴阳错杂之复杂症候，故医圣张仲景煞费苦心，创立麻黄升麻汤治疗。本方用药较复杂，由麻黄汤、白虎汤、黄芩汤、桂枝汤、芍药甘草汤、甘草干姜汤、桂枝茯苓白术甘草汤、桂枝人参汤、理中丸等许多方剂加减组成，具有清上温下、滋阴养血、调和营卫、升阳举陷等作用。由于本方适应症很少见，故自仲景以来，历代医家应用其治验者亦极少。笔者所遇上述病例之证候表现与麻黄升麻汤之适应症甚为相似，故大胆使用之，不作药味加减，以观其效！由于患者有烦热、咳嗽气喘、咽喉肿痛、舌体溃疡疼痛、牙龈肿痛、口渴舌燥之症，乃肺胃热盛所致，故方中麻黄、知母、石膏、黄芩、升麻、甘草、玉竹、天冬有清热解毒、止咳平喘、清胃降火、养阴生津之功。患者过食冷饮，发生腹痛腹泻之症乃寒邪直伤脾阳所致，方中桂枝、白芍、白术、干姜、茯苓正好有温阳散寒、健脾止泻、缓急止痛之效。由于患者有头目眩晕之症，乃产后阴血亏损所致，故方中当归、白芍有补养阴血之力。综观病症与方药，患者之证候表现为寒热错杂、虚实兼夹，本方之用药特点为寒热并用，补泻同施，可谓药病相应、方证合拍，故有出奇之效。

专病论治

一、麻黄杏仁甘草石膏汤加减方

——麻杏石甘汤加减辨证治疗小儿急性支气管肺炎32例

1989年以来，笔者以《伤寒论》方麻黄杏仁甘草石膏汤加减制成多个经验方，治疗小儿急性支气管肺炎32例，取得了满意的疗效。现报道如下。

1　临床资料

1.1　一般资料　本组病例均以呼吸道症状为主，无心力衰竭等严重并发症。门诊治疗19例，住院治疗13例。有17例为经过1周左右西药抗感染及镇咳祛痰治疗后效果不佳而改服中药者，15例为初次就诊。32例中，男18例，女14例。年龄1~5岁13例，6~10岁17例，11岁和13岁各1例。发病1~5日15例，6~10日10例，11~15日7例。住院及门诊病例中各有7例和3例曾在院外作过实验室检查，属于细菌性感染2例，病毒性感染8例。

1.2　西医诊断标准　（1）急性发病，发热或不发热，咳嗽，可有呼吸困难及发钳。（2）听诊肺部有中细湿罗音。（3）肺部X线显示纹理增多，紊乱，透亮度降低，或见班片状阴影。

1.3　中医辨证分类标准　（1）风寒闭肺：发热无汗，恶寒不渴，咳嗽气急，痰稀色白，舌质淡红，苔薄白。（2）风热闭肺：发热恶风，微有汗出，口渴欲饮，咳嗽气促，痰稠色黄，咽红。舌质红，苔薄黄，脉浮数。（3）痰热闭肺：高热烦躁，喉间痰鸣，痰稠色黄，气促喘憋，鼻翼煽动，或面唇青紫，尿赤便干。舌质红，少津，苔黄腻，脉滑数。（4）肺脾气虚：面色苍白，动则汗出，四肢欠温，神疲纳差，咳嗽无力，低热起伏。舌质偏淡，苔薄白，脉细无力。（5）阴虚肺热：低热出汗，面唇发红，干咳无痰，舌质红而干，苔光剥，脉细数。

2　治疗方法

全部病例均以中药煎剂治疗。除住院患儿中有的继续补液外，未再应用西药及其它疗法。

2.1　风寒闭肺（7 例）　治以辛温宣肺，化痰止咳。用笔者验方“麻杏二陈汤”加减主治。处方：炙麻黄 3～9g，甘草、桔梗各 3～6g，光杏仁、陈皮、紫菀、半夏、百部各 6～12g，茯苓 10～15g。痰多者加苏子、莱菔子各 10～15g，白芥子 3～9g。

2.2　风热闭肺（11 例）　治以辛凉泄热、化痰止咳。用笔者验方“麻杏石甘银翘汤”加减主治。处方：炙麻黄 3～9g，甘草、桔梗各 3～6g，杏仁、前胡各 6～12g，连翘、象贝母各 10～15g，银花、蒲公英各 15～30g，生石膏 30～50g。痰多者加半夏 5～15g，莱菔子 10～15g，鲜竹沥 15ml（分服）；热重苔黄口渴者加柴胡、黄芩各 6～12g，地骨皮 20～50g，芦根 15～30g。

2.3　痰热闭肺（4 例）　治以清热泻肺，涤痰止咳。用笔者验方“麻辛石甘苏葶蒌贝汤”加减主治。处方：炙麻黄 3～9g，杏仁、陈胆星、丹皮各 6～12g，苏子、象贝母、全瓜蒌、桑白皮各 10～15g，炒葶苈子 15～30g（包煎），生石膏 30～50g，地骨皮 20～50g，地龙 12～20g，甘草 3～6g。大便干结者，加制大黄 6～10g；痰热壅盛者加黄芩 10～15g，鱼腥草 15～30g；口渴舌红者加沙参、天花粉各 12～20g。

2.4　肺脾气虚（6 例）　治以益气健脾。用笔者验方“麻杏参味玉屏风汤”加减主治。处方：炙麻黄 3～9g，杏仁、紫菀、半夏各 6～12g，党参、黄芪、山药各 10～20g，白术 10～

15g，五味子、冬花各 3～10g，甘草 3～6g。汗多者加煅龙骨、煅牡蛎各 10～15g；痰多者加白芥子、制南星各 3～10g。

2.5 阴虚肺热（4 例） 治以养阴清肺。用笔者验方“麻杏二冬二母汤”加减主治。处方：炙麻黄、甘草各 3～6g，杏仁、紫菀、百部各 6～12g，麦冬、天冬、象贝母、知母、生地各 10～15g，地骨皮、鱼腥草各 15～30g，五味子 3～10g。

每日 1 剂，水煎服，日服 3 次，每次 150ml。

3 结果

3.1 疗效标准 治愈：症状消失，体温正常，肺部罗音消失，X 线复查肺部病灶吸收。好转：症状减轻，肺部罗音减少，X 线复查肺部病灶未完全吸收。无效：症状及体征均无改善或恶化者。

3.2 治疗结果 痊愈 28 例（87.5%），其中服药后 10 日内痊愈者 15 例，15 日内 13 例。好转 4 例（12.5%），均为住院患儿，服药至症状好转后即自动出院。无效为 0。

4 讨论

4.1 小儿急性支气管肺炎是儿科呼吸系统常见病、多发病之一。西医应用抗生素及祛痰镇咳等法治疗本病具有较大优势，但由于耐药菌株的不断出现、抗病毒药物特异性不强及患儿体质状况不同等原因，对部份病例疗效较差。应用中医辨证论治、同病异治的方法治疗本病疗效较好。尤其是风寒闭肺及肺脾气虚者，大多属病毒感染，患儿体质亦多偏寒，应用西药治疗，效果常较差，用中药治疗则效果甚好。从临床实践中发现，西药抗生素往往对热证感染者疗效较好，对寒证或体质偏寒感染者疗效较差。而中医辨证论治，则无论寒证、热证感染疗效均较满意。这可能是因为中医治疗以整体观念作指导，根据不同病因、病性、病体（患者体质）来辨证组方用药，实行个体化治疗，针对性强；西药治疗则不辨疾病的寒热性质和病体的阴阳体质，强调的是依据病原体为主的辨病治疗，自然针对性有欠缺，所以两者疗效就出现明显差异。

4.2 笔者在本组病例治疗中，所应用的经验方中的各类中药，根据现代中药药理研究证实，具有解热镇痛（如麻黄、柴胡等）、抗菌抗病毒抗炎（如银花、连翘、黄芩、生石膏、鱼腥草、蒲公英等）、抑制变态反应（如黄芩、丹皮等）、化痰止咳平喘（如杏仁、象贝母、陈胆星、桑白皮、桔梗、百部、紫菀、白芥子等）、增强免疫功能（党参、黄芪、白术、山药等）及提高机体适应性（如黄芪、生地、麦冬、天冬、沙参等）等药理作用。这为各验方治疗中医各种证型的小儿急性支气管肺炎能取得满意疗效提供了较为科学的理论根据。

二、小柴胡汤加减方

——“清胰活血解毒汤”为主治疗急性胰腺炎 22 例

1988 年 10 月~1996 年 10 月，笔者在参加本院急诊科及外科会诊时，与西医外科同道一起应用中西医结合的方法，以笔者验方清胰活血解毒汤为主治疗急性胰腺炎 22 例，取得了满意的疗效，现报道如下。

1 临床资料

本组病例西医诊断及疗效标准均参照《临床疾病诊断依据治愈好转标准》（中国人民解放军总后勤部卫生部·北京：人民军医出版社，1987：134~135）。其中男性 15 例，女性 7 例。年龄 28~54 岁，平均 45 岁。病因分析属于胆源性胰腺炎 16 例，酒精性胰腺炎 5 例，胃溃疡引起者 1 例。诊断属于水肿型 18 例，其中病情较轻者 12 例，较重者 6 例。出血坏死型 4 例。

2　治疗方法

2.1　西医治疗

水肿型：病情较轻者：开放饮食，以低脂、流质为宜，少食多餐。病情较重者：①减少胰腺分泌，采取禁食和胃肠减压。②止痛，用小剂量阿托品行足三里穴位封闭，或用阿托品与杜冷丁合并肌注。③合理补液，对呕吐剧烈和明显脱水者纠正水和电解质紊乱。④预防感染，应用一般剂量的青霉素或链霉素肌注。

出血坏死型：①应用上述对水肿型的治疗方法。②早期应用抑制胰蛋白酶药物如抑肽酶等。③控制感染，给予广谱抗生素。④手术治疗，在内科治疗无效时，切开充分引流，将坏死胰腺组织和脂肪及感染渗出液等充分引出，以减轻毒素吸收。

2.2　中医治疗

应用笔者验方清胰活血解毒汤治疗。主方：太子参、金钱草、丹参、蒲公英、炒元胡索各30g，炒黄芩、郁金、姜半夏、赤芍、炒川楝子、木香各15g，柴胡、甘草各10g。此方适用于水肿型病情较轻者。若为水肿型病情较重者，则在上方中再加入银花30g，生山栀、桃仁各15g，红花9g。若为出血坏死型，则将主方中赤芍重用至30~60g，再加入三棱、莪术、红藤、败酱草、半枝莲各30g，炒川连10g，生三七粉6g（分次冲服）。

以上均为水肿型（轻、重型）及出血坏死型的基本方。在具体治疗时，尚须根据患者不同体质、不同症状等进行加减。若有高热者，在各基本方中可加入生石膏、地骨皮各50g，水牛角片30g，青蒿、白薇各15g。舌苔黄腻，湿热盛者，去生山栀、炒川连，加入炒苍术、焦黄柏各15g，生苡仁30g。大便秘结者，加入生大黄10~15g（后下）。恶心呕吐重者，加旋覆花15g（包煎），生代赭石30g。腹痛剧烈者，加制乳香、制没药各6~9g，徐长卿30g。有黄疸者，加苦参20g，茵陈30g。大便溏泄（非热结旁流）者，去赤芍、桃仁、生山栀、炒川连、半枝连，加入炒白术15g，淡干姜10g，必要时可加入炮附子5～10g。舌红口干伤阴耗津重者，加石斛、北沙参各30g，生地20g。

上述方药每日1剂，水煎服，日服3次，每次150ml。亦可将药汤从患者留置的胃管内注入或保留灌肠。服用至症状、体征消失为止。

3　治疗结果

本组22例中，治愈20例，好转2例。水肿型者平均住院12日，出血坏死型者45日。

4　体会

目前，西医对急性胰腺炎的病因尚未十分明了。但从临床实践看，本病极大多数并发于胆道疾患，少数由于饮酒同时暴饮暴食等。中医认为，本病病因与热毒（湿热）、气滞、血瘀等有关，此三者常互相结合在一起，造成中焦阻塞不通，血脉运行不畅，脾胃升降失司，肝胆疏泄失常，从而出现“不通则痛”及发热、呕吐、腹胀、便秘等症状。故笔者在进行中医治疗时，针对上述中西医的病因病机选择以清胆和胃的小柴胡汤为主方，加入剂量较重的清热解毒、活血化瘀、行气止痛、通腑导滞类药物，组成量大力专的复方治疗，从而使中焦气机通畅，气血运行无阻，脾胃升降复常，肝胆疏泄条达，达到“通则不通”，恢复脏腑气血的正常生理功能。

本病在中医学属温热病范畴，故患者须注意热病禁忌。《内经》云“病热少愈，食肉则复，多食则遗，此其禁也。”此即说明患了热病，不宜过早进食鱼肉荤腥，否则易致余热不清，病情反复。从西医理论看，本病治疗中若过早进食鱼肉荤腥，会促使胰腺大量分泌胰液，极不利于损伤之胰腺康复。本组病例有5例因不听中医劝告，而听信他人所谓“吃黑鱼、甲鱼、猪脚汤和肉，能促进康复”之类流言，一味贪食鱼肉鸡鸭，导致病情反复，再度发热、腹痛、腹胀而拖延病程的，所以，中医的热病禁忌理论有其科学道理，不可忽视。

三、小柴胡汤合白虎汤、清营汤、犀角地黄汤、青蒿鳖甲汤加减方

——“复方抗高热饮”治疗感染性高热症50例

摘要 笔者用复方抗高热饮治疗观察了50例对常用西药抗生素失去敏感性的感染性高热症，其退热效果满意。治疗结果：50例中，显效38例（76%），有效8例（16%），无效4例（8%），总有效率为92%。

关键词 感染性高热症，复方抗高热饮，治疗观察

1988～1993年，笔者在本院各科病房参加对常用西药抗生素失去敏感性的感染性高热症患者进行中医会诊期间，用复方抗高热饮治疗了50例，退热效果满意，现报导如下。

1 临床资料

病例选择均为体温在39℃（口腔体温）以上，应用二种以上西药抗生素联合治疗1周以上效果不佳的感染性高热症患者。50例中，男性29例，女性21例。年龄最小1岁，最大75岁，平均33.5岁。发高热最短10日，最长42日，平均15日。实验室白细胞计数 $>11.0\times10^9/L$ 41例，分类中性粒细胞 >0.83 者8例。感染性疾病病种有急性气管——支气管炎6例，慢性支气管炎继发感染12例，肺炎6例，肺脓肿3例，胆囊炎和胆石症5例，急性肾盂肾炎3例，急性膀胱炎4例，产褥感染5例，盆腔脓肿2例，急性前列腺炎1例，急性扁桃体炎2例，急性上颌窦

炎1例。本组病例曾应用过的西药抗生素主要有青霉素G、氨苄青霉素、先锋霉素、先锋必素、硫酸链霉素、庆大霉素、氯霉素、丁胺卡那霉素、林可霉素和灭滴灵等。治疗为静脉点滴，部份病例同时进行肌肉注射。

2 治疗方法

50例感染性高热症全部应用复方抗高热饮治疗，停用西药抗生素，但继续应用补液、物理降温等对症支持疗法。复方抗高热饮药物组成：银花、蒲公英、板蓝根、生石膏、水牛角片各15~30g，黄芩、知母、赤芍、丹皮、青蒿、秦艽各10~15g，柴胡6~10g。辨病加药：如急、慢性支气管炎、肺炎、肺脓肿者，加鱼腥草、半枝莲各15~30g，葶苈子15~20g（包煎），贝母10~15g。胆囊炎和胆石症者，加生山栀、郁金、鸡内金各10~15g，金钱草、虎杖各15~30g。产褥感染、盆腔脓肿者，加黄柏10~15g，红藤、败酱草各15~30g，皂角刺6~10g。急性肾盂肾炎、膀胱炎、急性前列腺炎者，加黄柏、苦参各10~15g，凤尾草、石韦、白茅根各15~30g。急性扁桃体炎、上颌窦炎者，加野菊花、七叶一枝花各10~15g，土茯苓15~30g，蝉衣6~9g。胃肠痞满燥实者，加枳实、厚朴、生大黄各10~15g，玄明粉6~15g（分次冲服）。瘀血阻络者，加桃仁10~15g，红花6~10g，丹参15~30g。血热妄行者，方中丹皮、生地改用丹皮炭、生地炭各10~20g，加茜草炭、侧柏炭各10~20g。每日1剂，水煎服，日服3次，每次200ml。连服7日，观察退热效果。

3 疗效标准

显效：体温降至正常范围，3日内不反复。有效：体温降至37.3℃~38.5℃之间；或体温降至正常后，3日内出现反复，体温波动在37.3℃~38.5℃之间。无效：体温无变化；或体温略降，波动在38.6℃~39℃之间；或体温回降后3日内又出现反复，升至38.6℃以上。

4 治疗结果

显效38例（76%），有效8例（16%），无效4例（8%）。总有效率92%。

5 讨论

感染性高热症发生的原因是由于细菌、病毒等病原微生物入侵人体产生病变所致，故西医选用敏感抗生素进行抗感染是治疗感染性高热症的重要原则。但是，由于耐药菌株不断地出现，故有不少感染性高热症在治疗时常缺乏敏感有效的抗生素，这已成为临床抗感染治疗的一大难题。目前，国内外有不少学者提倡“回归自然”，认为用自然界的中草药治疗某些感染性高热症和有关疾病，不仅疗效高，而且副作用少，不易引起耐药性。

复方抗高热饮是由《伤寒论》“小柴胡汤”、“白虎汤”及《温病条辨》“清营汤”、“犀角地黄汤”、“青蒿鳖甲汤”等加减组成之复方。实践证明，本方对大多数感染性高热症，无论是在表、里和半表半里之热毒，或在卫、气、营、血之温邪都能有效地清解。根据现代药理研究证实，本方中及辨病、辨证加用的清热解毒、清热凉血等药物，多具有抗菌、抗炎、解热作用及增强机体免疫功能、抑制变态反应、促进淋巴细胞转化率等多种作用。这为本方治疗感染性高热症提供了科学的理论根据。

本方应用时应注意二点，首先，本方治疗的主要目标是退高热，但热退并不意味着疾病的痊愈。若不继续对原发病进行治疗，高热仍有可能死灰复燃。所以，在患者体温回降正常后必须继续治疗，才能达到治愈的目的。其次，对高热症本身也要进行辨病和辨证，本方主要用于多种急性传染病和某些感染性发热疾病或谓之温病的高热症。但对于湿温病，在病邪尚未化燥、内结阳明或传营入血之前则不宜用。对于某些真寒假热证出现的高热则必须禁用。

四、大柴胡汤合大黄牡丹皮汤加减方

——“内服消痈汤”兼按摩阑尾穴治疗急性阑尾炎 75 例

1975~1990 年，笔者采用内服消痈汤与按摩阑尾穴相结合的方法治疗急性阑尾炎 75 例，取得了较为满意的疗效，现报道如下。

1 临床资料

诊断标准：（1）转移性右下腹痛，持续性胀痛，阵发性加剧。（2）马氏点有固定压痛，重者可有反跳痛，腹肌紧张，阑尾穴压痛。（3）发热，恶心呕吐，便秘或腹泻。（4）血检白细胞总数及中性粒细胞增高。

一般资料：本组 75 例，门诊治疗 39 例，住院治疗 36 例。其中男 52 例，女 32 例。年龄 13~62 岁，平均 29.5 岁。中医辨证属气血瘀滞证（不发热或发热，胸腹胀闷，恶心呕吐，苔白腻，脉弦紧。气滞重者，腹痛绕脐，尚未固定，腹壁柔软；血瘀重者，痛点固定在右下腹，拒按，有轻度反跳痛或有局限性肿块）36 例。属瘀滞化热证（右下腹痛加重，有明显反跳痛，肌紧张，发热口渴，便秘尿赤。舌质红，苔黄或黄腻，脉弦数）23 例。属热毒炽盛证（腹痛剧烈，可遍及全腹，有弥漫性压痛，反跳痛及肌紧张。或有界限不清之包块，高热。舌质红降而干，苔黄厚干燥或黄厚腻，脉弦滑数）16 例。

2 治疗方法

全部病例除住院患者有时进行输液及对症处理外，均以内服消痈汤兼按摩阑尾穴方法治疗，未加用西药抗菌素。

消痈汤处方：应用《伤寒论》大柴胡汤与《金匮要略》大黄牡丹皮汤加减组成：柴胡10g，银花30g，黄芩15g，太子参30g，生苡仁30g，红藤30g，败酱草30g，冬瓜子30g，枳实15g，丹皮15g，赤芍15g，桃仁15g，生大黄10g（后下）。若气滞重者，加大腹皮20g，厚朴15g；血瘀重者，加丹参30g，红花9g；有局限性肿块者加荆三棱30g，蓬莪术30g，皂角刺9g；恶心呕吐重者，加旋覆花15g（包煎），生代赭石30g；发高热、热毒重者，加地骨皮50g，蒲公英30g，板蓝根30g，生石膏30g；腹痛较剧者，加川楝子15g，元胡索30g，徐长卿30g。煎服法：每日1剂，水煎3次，每次取汁150ml，混匀后分早、中、晚3次口服。7日为1个疗程，最长治疗观察3个疗程。

阑尾穴（双侧）按摩：用手指（多用右手拇指）指腹压在阑尾穴位上，用力重按并作旋转法按摩（以患者能耐受为度），每日3次，每次按摩3分钟。可教会患者及其家属自己操作。疗程与服中药疗程同步。

3 结果

疗效标准：痊愈：症状及体征全部消失；好转：急性症状消失，阑尾脓肿或包块未完全吸收者；无效：腹痛加重，中转手术治疗者。

结果：本组痊愈53例（70.7%）；好转15例（20%）；无效7例（9.3%）。总有效率为90.7%。在痊愈者中，治疗1个疗程24例，2个疗程18例，3个疗程11例。

4 体会

急性阑尾炎属中医肠痈范畴，其病因病机为热毒壅塞，气血瘀滞，瘀热互结，致血败肉腐而成痈脓。故笔者自拟的消痈汤中，用柴胡、银花、黄芩以清热解毒退邪热；红藤、败酱草、冬瓜子以破瘀排脓消痈肿；丹皮、桃仁、大黄以凉血逐瘀荡实热；枳实以破气导滞消腹胀；太子参、生苡仁以益气养阴利肠胃。合而用之，共奏清热解毒、凉血化瘀、消肿排脓之功。据现代中药药理研究证实[1]，柴胡、银花、黄芩、红藤、败酱草等解表及清热解毒药具有抗病毒、解热抗炎、促进机体免疫功能及抑止变态反应等作用；丹皮、桃仁、大黄等活血化瘀药具有改善血流动力学、血液流变学和微循环等作用。这为消痈汤能治疗急性阑尾炎提供了科学的理论根据。

阑尾穴为经外奇穴，其对阑尾炎有特殊的治疗作用。用手指按摩该穴与针灸作用相同，能调整阳明腑气，通泻肠腑之积热，达到散瘀消肿、清热止痛之效。据报道[2]，在手术时直接观察下，发现对阑尾炎患者双侧阑尾穴进行强刺激针刺后 1/2 ~ 3 分钟内，大多数阑尾蠕动增强，少数甚至形成蜷曲摆动。X 线钡餐检查时，发现各例阑尾出现不同程度的充血，并有排空现象。这为按摩阑尾穴能治疗急性阑尾炎提供了有力的证据。

内服消痈汤与按摩阑尾穴相结合治疗急性阑尾炎效果满意，值得推广。

参考文献

［1］王筠默，等．中药药理学．上海科学技术出版社，1985：24，33，73 ~ 76

［2］邱茂良，等．针灸学．上海科学技术出版社，1985：144

五、大柴胡汤加减方

——“清胆消石汤”治疗胆结石和慢性胆囊炎 35 例

“清胆消石汤”是《伤寒论》大柴胡汤的衍变方，此方为云南大理市名老中医朱仲德专用于治疗胆结石和慢性胆囊炎的经验方。1985 年 6 月~1990 年 10 月，笔者用该方治疗胆结石和慢性胆囊炎进行细致的临床验证，证明其疗效显著，现总结报告如下。

1　临床资料

全部病例均为适应门诊治疗且自愿或要求服用中药治疗的患者。诊断依据《现代外科诊断与治疗》（董方中等主译·现代外科诊断与治疗·第 1 版·安徽：安徽科学技术出版社，1984：466）中关于“胆结石和慢性胆囊炎”的“诊断要点”。本组 35 例中，男 11 例，女 24 例。年龄 25~73 岁，平均年龄 49.5 岁，以 40~50 岁为多。病程 2~5 年者 19 例，5 年以上者 16 例。单纯慢性胆囊炎 4 例；慢性胆囊炎合并胆结石 31 例，其中胆囊结石 26 例，胆囊结石兼胆总管结石 1 例，胆囊结石兼肝胆管结石 4 例。

2　治疗方法

本组病例匀应用中药复方清胆消石汤治疗，未加用其它药物和治法。方剂组成：柴胡 10g，炒黄芩 15g，半夏 15g，枳实 15g，木香 15g，赤芍 15g，丹参 30g，生大黄 10g（后下），郁金 15g，金钱草 30g，蒲公英 30g，虎杖 30g，生米仁 30g，三棱 15g，莪术 15g，鸡内金 15g，生山楂 20g，甘草 10g。腹痛甚者，加川楝子 15g，元胡 30g；腹胀甚者，加大腹皮 15g 或莱菔子 30g；呕恶重者，加左金丸 4g，生代赭石 20g；便秘重者，加芒硝 10g；热毒重者，加龙胆草 15g，生山栀 15g，败酱草 30g；结石较大者，加急性子 15g，穿山甲 15g；黄疸明显者，加茵陈 30g；瘀血明显者，加红花 10g，王不留行 15g；气阴亏损者，加党参或黄芪 30g，麦冬 15g，生地 20g，石斛 30g；脾肾阳虚者，去丹参、赤芍、生大黄，加炮附子 10g，干姜 10g，党参 30g，白术15g。每日1剂，水煎3次，每次取汁150ml，混匀后分早、中、晚3次口服。有胆结石者服药后宜多运动，不忌油腻食品，以利于排石。10天为一疗程，每疗程结束进行B超等复查，最长治疗观察3个疗程。

3 疗效标准

痊愈：症状、体征消失；合并胆结石者，B超示结石已排净。好转：症状消失，仍有轻度体征；合并胆结石者，B超示结石有部分排出。无效：症状、体征无明显缓解；合并胆结石者，B超示结石无变化。

4 治疗结果

痊愈15例（42.86%），其中单纯慢性胆囊炎3例，慢性胆囊炎合并胆结石而结石排净者12例；发转17例（48.57%），其中单纯慢性胆囊炎1例，慢性胆囊炎合并胆结石而结石有部分排出者16例；无效3例（8.57%），均为慢性胆囊炎合并胆囊结石兼肝胆管结石。总有效率为91.43%，结石排净率为38.71%，结石部分排出率为51.61%。治疗过程中，嘱患者每日淘洗大便，发现排出的胆总管最大结石为2.2×1.6×1.2cm，大多数为米粒样、绿豆样至黄豆样大小的结石。

5 体会

创制“清胆消石汤”的朱仲德老中医认为，胆结石和慢性胆囊炎每多同时存在，其成因由气、血、食、湿、热、虫等内郁或走窜，与肝、胆、脾、胃、大肠等脏腑升降失常互为因果所致。故方中以柴胡、枳实、木香、疏肝行气，黄芩、蒲公英清热解毒，金钱草、郁金、鸡内金、虎杖利胆消石，丹参、赤芍凉血活血，三棱、莪术破瘀消积，生米仁、半夏健脾化湿，生山楂

（包括鸡内金）健胃消食，生大黄荡肠通腑。全方配伍周密，切中胆结石和慢性胆囊炎的病因病机，故疗效甚好。

朱老认为，由于胆结石和慢性胆囊炎具有反复发作的特点，所以服本方治疗必须坚持长期和间歇相结合的方针，即使经治疗后痊愈者也应继续坚持服药1~3月或更长时期，一般每月服7~10剂，以巩固疗效，防止或减少复发。在治疗的同时，注意饮食调养，多食新鲜蔬菜、水果、清淡易消化食品，少食或不食肥甘厚腻（胆结石治疗期间除外）及辛辣燥热食品，也有利于预防复发。

六、柴胡加龙骨牡蛎汤加减方

——柴胡加龙骨牡蛎汤加减治疗恶性肿瘤汗证32例

2002年10月至2004年5月，笔者用柴胡加龙骨牡蛎汤加减辨证治疗恶性肿瘤汗证32例，取得了较为满意的疗效，现报道如下。

1 临床资料

本组病例中28例经病理确诊，4例肝癌经CT及AFP临床确诊。男20例，女12例；年龄40~72岁，平均57岁；肺癌6例，肝癌5例，胃癌5例，肠癌4例，乳腺癌4例，食道癌2例，胰腺癌2例，恶性淋巴瘤2例，卵巢癌1例，鼻咽癌1例，其中24例为复发转移的晚期患者。

2 证候分析

2.1 肺脾气虚 汗出恶风，稍劳尤甚，体倦纳少，面色少华，舌苔薄白，脉细弱。

2.2 气阴两虚 汗出不分昼夜，动则加重，神疲乏力，少气懒言，咽干口燥，舌淡苔少，脉细软。

2.3　湿热郁蒸　蒸蒸出汗，汗液易粘或衣服黄染，烘热烦燥，口苦，渴不多饮，脘腹胀闷，小便色黄，舌苔薄黄腻，脉滑数，或濡数。

2.4　阴虚火旺　夜寐盗汗，或有自汗，五心烦热，或兼午后潮热，两颧色红，口渴，舌红少苔，脉细数。

2.5　上热下寒　以头胸部汗出为主，口苦咽干，心中烦热，脘腹喜温喜按，肠鸣便溏，小便清长，舌淡苔白，脉沉细。

其中肺脾气虚型10例，气阴两虚型8例，湿热郁蒸型7例，阴虚火旺型5例，上热下寒型2例。

3　治疗方法

基础方：党参15～30g，柴胡、炒黄芩各10～15g，姜半夏12～15g，煅龙骨、煅牡蛎各20～30g。肺脾气虚证加生黄芪、茯苓、生白术、淮山药；气阴二虚证加黄芪、麦冬、五味子、生地；湿热郁蒸证加焦山栀、芦根、生米仁、白花蛇舌草；阴虚火旺证加生地、石斛、知母、炒黄柏、地骨皮，去姜半夏；上热下寒证加干姜、补骨脂、木香。汗出较甚者可加入瘪桃干、浮小麦各20g。水煎服，每日1剂，连续水煎2次，每次取汁100～150ml，合并后分早晚2次口服。5剂为一疗程，用2～3个疗程。

4　疗效标准

显效：汗出消失，兼症明显减轻，停药后2周未见再发；有效：汗出明显好转或汗出消失但停药2周内再发，兼症减轻；无效：汗出略减或不减，兼症无好转。

5　治疗结果

显效25例（78%），有效5例（16%），无效2例（6%），总有效率为94%。

6　病案举例

朱某，男，60岁。住院号：53721，2004年3月28日初诊。患者04年1月出现咳嗽、气促。摄片发现右侧胸腔积液，2月24日至3月11日在本市肺科医院作胸水涂片找到腺癌细胞，最后确诊为右肺腺癌伴右侧胸腔积液。期间患者出现汗出乏力，动则尤甚，曾服用生脉饮，糯稻根煎服等治疗无明显疗效。刻诊：自觉汗出乏力，以上半身为主，动则尤甚，有时汗出如水，伴有气促、低热，咳嗽咯痰少，食欲不振，舌质淡红，苔薄腻，脉细。证属肺脾气虚，治宜补益肺脾，固表敛汗。处方：党参、生黄芪各30g，柴胡10g，炒黄芩、姜半夏、生白术各12g，煅龙骨、煅牡蛎各30g，茯苓、瘪桃干、浮小麦各20g，秦艽、前胡各12g，生米仁、冬瓜子、葶苈子（包）各30g，生麦芽、生谷芽各15g。服1剂后汗出明显减轻，5剂后汗出基本消失，同时乏力、气促、咳嗽均有明显好转，续服5剂后汗出及部分兼证消失。停药后随访1月未见再发。

7　体会

现今患恶性肿瘤的病人日益增多，恶性肿瘤已成为常见病、多发病。晚期肿瘤患者的生活质量已越来越受重视，而减轻肿瘤并发症是提高患者生活质量的有效途径，其中自汗、盗汗是最常见的症状。笔者所用柴胡加龙骨牡蛎汤来源于方书之祖《伤寒论》，虽然《伤寒论》中并无柴胡加龙骨牡蛎汤治疗汗症的条文，但此方所包含的小柴胡汤适应证极广，凡是符合“口苦、咽干、目眩、往来寒热、胸胁苦满、默默不欲饮食、心烦喜呕”中的任何一症均可应用，即《伤寒论》103条所说：“伤寒中风，有柴胡证，但见一证便是，不必悉具。”恶性肿瘤汗证的患者除汗出为主症处，绝大多数都有小柴胡汤证中一证或多证，而柴胡加龙骨牡蛎汤正好在兼治小柴胡汤证的同时，采用大剂量煅龙骨、煅牡蛎以取收敛止汗之效。

经方大多药简力宏，只要对证，灵活运用，往往有桴鼓之效，柴胡加龙骨牡蛎汤加减治疗恶性肿瘤汗证便是极好的见证。

七、四逆汤合理中丸、甘草小麦大枣汤加味方

——“附子温脏汤”治疗肠易激综合征30例

肠易激综合征，过去称肠道激惹综合征，是胃肠道最常见的功能性疾病。其特点是以慢性腹痛、腹胀、腹泻（可与便秘交替）为主，常伴有乏力、心悸、失眠、尿频等神经官能症状。笔者自1988年以来，应用自拟的附子温脏汤治疗本病属脾肾阳虚型者，疗效较满意，现报告如下。

1 一般资料

所选病例的西医诊断依据《实用内科学》中关于“肠易激综合征”之诊断标准；中医辨证依据《中医证候鉴别诊断学》中关于“脾肾阳虚证”之辨证规范。全部病例就诊前曾反复服用过西药654－2，舒乐安定、止泻宁等及中成药附子理中丸、四神丸等治疗，效果均不佳。本组30例，其中男21例，女9例。年龄小于20岁3例，20～30岁9例，30～40岁12例，40～50岁6例。平均32.7岁。病程半年以下8例，半年～1年11例，1～2年7例，2～3年4例。

2 治疗方法

本组病例均应用附子温脏汤治疗。附子温脏汤组成：熟附片30g（用开水先煎1小时），干姜10g，炙甘草10g，补骨脂15g，党参30g，炒白术15g，炒山药20g，茯苓15g，台乌15g，炒九香虫10g，肉豆蔻15g。加减法：心悸不眠者，加炒枣仁20g，淮

小麦30g，红枣15g；胸闷不舒者，去炒九香虫，加娑罗子15g，佛手柑15g；尿频者，去茯苓，加桑螵蛸15g，覆盆子15g；腹胀甚者，加厚朴15g，枳壳15g；腹痛甚者，加木香15g，白芍30g；食欲差者，加鸡内金15g，焦山楂20g；自汗多者，加生黄芪20g，五味子10g；泄泻甚者，肉豆蔻重用至20~30g。每日1剂，连续水煎3次，每次取汁150ml，混匀后分早、中、晚3次服完。10日为1疗程，连续观察3个疗程。服药期间，嘱患者忌食生、冷、硬及肥腻、辣味食品。

3 疗效标准

痊愈：临床症状、体征全部消失，大便次数及性状恢复正常；显效：临床症状、体征基本消失，大便次数正常，性状时软时糊；好转：临床症状、体征明显好转，大便次数明显减少，性状呈糊状，有少量黏液；无效：临床症状、体征有好转或无变化，大便次数及性状无改善。

4 治疗结果

痊愈16例（53.3%），显效6例（20%），好转6例（20%），无效2例（6.7），总有效率为93.3%。

5 体会

肠易激综合征之病因至今未明，目前尚无特效疗法。附子温脏汤是笔者将《伤寒论》“四逆汤”和“理中丸”等方加减合成之复方。方中附子、干姜、补骨脂温阳散寒，党参、白术、山药、茯苓、炙甘草健脾益气，台乌、九香虫理气止痛，肉豆蔻涩肠止泻。诸药合用，共奏温脏散寒、止痛固涩之效。其中附片重用至30g，乃笔者长期积累之经验。《别录》称附子“主心腹冷痛，霍乱转筋，下利赤白”。《珍珠囊》谓附子“温暖脾胃，除脾湿肾寒，补下焦之阳虚”。故对命门火衰，沉寒痼冷、水湿阴盛之证，重用附子常获显效。然世人多畏其毒而不敢重用，其实只要将附子先煎久煎（一般熟附片用量达20~30g时，须先煎0.5~1小时），使附子所含的乌头碱充分水解，服之绝不会中毒。笔者临证20多年，重用附片治疗阳虚病例尚未遇1例中毒者。

八、乌梅丸加减方

——“白头翁乌梅汤”治疗慢性细菌性痢疾57例

白头翁乌梅汤是《伤寒论》乌梅丸的衍变方，此方为云南大理市名老中医杨丽升专用于治疗慢性细菌性痢疾（以下简称慢性菌痢）的经验方。1975年来，笔者运用该方治疗慢性菌痢，进行了长期的临床验证，证明其疗效卓著。现总结报道如下。

1 临床资料

本组57例慢性菌痢按《实用内科学》（上海第一医学院实用内科学编写组．实用内科学．第6版·北京：人民卫生出版社，1974：135~136）诊断分型。全部病例均选自经西药抗菌治疗1周以上效果不佳者。其中门诊34例，住院23例。属慢性迁延型35例，其中男26例，女9例，年龄18~65岁，平均36.5岁；属慢性型急性发作22例，其中男17例，女5例，年龄16~63岁，平均35.5岁。57例中并发慢性贫血18例、脱肛3例。

2 治疗方法

本组病例均应用中药复方白头翁乌梅汤治疗，仅8例住院患者加用过胃复安、多酶片、舒乐安定和静脉补液等对症治疗。白头翁乌梅汤组成：白头翁15g，乌梅15g，苦参15g，黄连6g，黄柏15g，炒地榆15g，藿香12g，苍术15g，厚朴15g，炮附子

10g，干姜10g，党参30g，白芍20g，炙甘草10g，大枣15g。加减：腹痛较重或有里急后重者，加木香12g，槟榔12g；呕恶或呃逆者，加姜半夏15g，或生代赭石20g；嗳气吞酸者，去乌梅、黄连，加左金丸5g（包煎）；食欲不振者，加鸡内金15g，焦山楂30g；气血虚弱者，加炙黄芪30g，阿胶10g（烊冲）；中气下陷脱肛者，加生黄芪30g，枳壳30g；阳虚寒甚、痢久滑脱者，去苦参、黄连，加吴茱萸5g，肉桂4g，补骨脂15g，诃子10g。每日1剂，水煎（文火）至450ml，分3次服，7日为一疗程。每疗程结束，复查一次大便常规。两个疗程无效者，不再观察。服药期间，嘱患者忌食生、冷、辣味食品。

3 治疗结果

3.1 疗效评定标准 痊愈：（1）临床症状体征完全消失，每日大便次数正常，大便镜检正常。（2）门诊病例：随访1个月，大便白细胞数不超过3个/高倍视野；住院病例：停药3日后，至少连续2次粪便培养痢疾杆菌阴性。好转：临床症状体征明显好转，每日大便次数明显减少，大便性状显著改善。无效：连续服药两个疗程，临床症状、体征、大便次数和性状均无明显改善。

3.2 结果 痊愈47例（82.5%），好转8例（14%），无效2例（3.5%），总有效率96.5%。

4 讨论

4.1 世界各地的调查结果早已证明，痢疾杆菌不仅对常用抗生素，而且对新问世的抗生素均易产生耐药性。故用抗生素治疗细菌性痢疾、尤其慢性菌痢，反复长久使用后，疗效常欠佳。然而，中医药治疗细菌性痢疾却不易引起耐药性，同时疗效较高，副作用少，还能改善机体一般状况，增强免疫功能。本文用名老中医验方白头翁乌梅汤治疗经用西药抗生素疗效不佳的慢性菌痢患者，能取得满意的疗效。

4.2 白头翁乌梅汤是寒热药并用，补泻药同施的复方。创制这一验方的杨丽升老中医认为，慢性菌痢患者常见脏寒腑热，其证表现寒热错杂、虚实互现。故用药祛寒清热、补虚泻实也非合于一方不可。白头翁、苦参、黄连、黄柏苦寒清腑热；炮附子、干姜辛热温脏寒；藿香、苍术、厚朴除湿运脾；党参、红枣健脾厚肠；白芍、甘草和营止痛；乌梅、炒地榆收敛止泄。全方配伍周密，切中慢性菌痢的病因病机，故效若桴鼓。

九、当归生姜羊肉汤加味方

——“黄芪当归生姜羊肉膏”治疗阴茎勃起功能障碍122例

2000 年~2003 年，笔者自 12 月初至次年 2 月底对来诊的部分肾阳虚型阴茎勃起功能障碍（ED）患者，用自制黄芪当归生姜羊肉膏治疗，疗效较好，总结如下。

1 临床资料

共 122 例，均为成年男性功能性 ED。年龄最小 20 岁，最大 75 岁，平均（46.20 ±11.76）岁；病程最短 0.5 年，最长 7 年，平均（2.52 ±1.43）年，合并性欲减退 15 例，早泄 12 例，迟泄 3 例；重度 45 例，中度 52 例，轻度 25 例。

西医诊断标准参照《阴茎勃起功能障碍》[1]中勃起功能国际问卷（IIEF—5），评分≤21 分者（重度 5~7 分，中度 8~11 分，轻度 12~21 分）。中医辨证参照《中医证候鉴别诊断学》[2]。肾阳虚证主证为阳痿不举，腰膝酸软，畏寒肢冷。次症为神疲乏力，面色㿠白，夜尿频数或小便清长，舌淡苔白，脉沉细迟。具备主症 2 项和次症 2 项者。

2　治疗方法

黄芪当归生姜羊肉膏：生黄芪 1000g，当归 500g，鲜生姜 300g，去骨鲜羊肉 2000g。先将生黄芪、当归置于煎药锅内（较大铝锅即可）。首煎时，用冷水先浸泡 8 小时，尔后加入切成片的生姜，武火煮沸后以文火慢煎 2~3 小时，倒出汤汁约 800ml；然后进行第 2 煎，再加入开水适量，不用浸泡即行文火慢煎 2~3 小时，倒出汤汁 800ml。第 3 煎方法同第 2 煎，也煎出汤汁 800ml。总共 2400ml，沉淀滤渣后，加入冰糖适量和洗净之羊肉用中火煮熟，然后置于焖烧锅内焖 5 小时。焖毕放入大号搪瓷盆等有盖容器内冷却即成。每日早晚各 1 次，用小碗盛入膏滋药 150~200g 左右，置于微波炉内加温溶化后服。一料膏滋药可用 15~20 日。

3　疗效标准

痊愈：阴茎勃起坚硬有力，能进行满意的性生活，随访半年无复发。有效：ED 由重度转为中、轻度，由中度转为轻度。无效：阴茎勃起功能变化不大。

4　治疗结果

痊愈 75 例，有效 23 例，无效 24 例，总有效率 80.3%。各级 ED 的疗效见表 1。

表 1　各级 ED 疗效比较　例（%）

ED 分级	n	痊愈	有效	无效	总有效率
重度	45	16（35.6）	11（24.4）	18（40.0）	（60.0）
中度	52	34（65.4）	12（23.1）	6（11.5）	（88.5）
轻度	25	25（100）	0	0	（100）

5 讨论

肾阳虚证ED多表现出形体衰颓、精气亏损之症，其病机乃命门火衰，下失温煦，宗筋弛纵。《素问·阴阳应象大论》曰："形不足者，温之以气；精不足者，补之以味。"现代药理研究证实，黄芪能增强机体的免疫功能，有强壮和抗衰老作用[3]；当归有抗氧化和清除自由基的作用，能促进机体的免疫功能，有改善血液流变学指标、耐缺氧作用[4]；生姜对血管运动中枢和呼吸中枢有兴奋作用，对心脏亦有直接兴奋作用[5]；羊肉能滋补强壮，具有提高性功能和消除疲劳的作用[6]。因此，黄芪当归生姜羊肉膏治疗肾阳虚证ED疗效较好。

参考文献

[1] 郭应禄主编. 阴茎勃起功能障碍［M］. 北京：北京医科大学出版社，1999. 56.

[2] 赵金铎主编. 中医证候鉴别诊断学［M］. 北京：人民卫生出版社，1989. 149.

[3] 马清钧，王淑玲主编. 常用中药现代研究与临床［M］. 天津：天津科技翻译出版公司，1995. 556~560.

[4] 张民庆，张民伟，唐德才主编. 现代临床中药学［M］. 上海：上海中医药大学出版社，2002. 620~621.

[5] 马吉祥主编. 实用临证中药手册［M］. 北京：人民军医出版社，1996. 19~20.

[6] 秦云峰，刘建果主编. 性功能障碍诊治218题［M］北京：人民军医出版社，2003. 270.

十、金匮贤气丸（浓缩型）

——金匮肾气丸治疗阴茎勃起功能障碍 100 例

现在国际公认的勃起功能障碍（erectile dysfunction，ED）的定义是：不能达到和维持足以进行满意性交的勃起。自 1999 年以来的 2 年间，笔者应用河南宛西制药厂生产的浓缩型金匮肾气丸治疗命门火衰型（亦即肾阳虚型）阴茎勃起功能障碍 150 余例，取得了较为满意的疗效。现对其中 100 例资料完整者进行整理统计，报道如下。

1 临床资料

诊断标准参照《阴茎勃起功能障碍》[1]。依据勃起功能国际问卷（IIEF－5）评价患者勃起功能障碍的程度，分轻、中、重三级。轻度：指既往 3～6 个月间性生活中有少数几次发生勃起功能障碍，IIEF－5 评分在 12～21。中度：指既往 3～6 个月间性生活中有一半时间发生勃起功能障碍，IIEF－5 评分在 8～11。重度：指多数性生活时不能勃起或维持勃起，也即完全性勃起功能障碍，IIEF－5 评分为 5～7。

辨证标准参照《中医证候鉴别诊断学》[2]。命门火衰证为：阳痿不举，神倦畏寒，面色苍白，腰膝酸软，精冷滑泄。舌质淡，苔薄白，脉沉弱。

病例选择时，删除由于某些严重疾病（心血管病、糖尿病、高脂血症、神经疾病、内分泌疾病、精神疾病等）和外科手术等导致的勃起功能障碍。本组 100 例均为我院专科门诊患者。年龄在 30 岁以下者 20 例，31～40 岁 25 例，41～50 岁 27 例，51 岁以上者 28 例。病程 1 年以内者 33 例，1～2 年 40 例，3～4 年 17 例，5 年以上者 10 例。勃起功能障碍程度为轻度 35 例，中度 46 例，重度 19 例。合并症：勃起功能障碍合并早泄 14 例，合并迟泄5例，合并性欲减退20例，合并性快感障碍12例。

2 治疗方法

应用河南宛西制药厂生产的浓缩型金匮肾气丸治疗，口服每日3次，每次10粒，1个月为1个疗程。治疗3个疗程后统计疗效。治疗期间停用其它药物和治法。

3 疗效标准

近期治愈：阴茎勃起坚硬有力，能进行满意的性生活，随访半年以上无复发。有效：阴茎勃起功能障碍由重度转为中、轻度，由中度转为轻度者。无效：阴茎勃起功能保持原状，治疗前后变化不大。

4 治疗结果

近期治愈52例（52%），有效30例（30%），无效18例（18%）。总有效率为82%。

5 体会

金匮肾气丸为《金匮要略》之经方，距今已有1800多年，临床应用长盛不衰，足见其组方之科学、疗效之录验。本方由干地黄、山药、山茱萸、泽泻、茯苓、牡丹皮、桂枝、炮附子八味中药组成。其功为能温补肾阳，故治疗命门火衰型勃起功能障碍可谓方证合拍，药病相应。《景岳全书》云：“善补阳者，必于阴中求阳，则阳得阴助而生化无穷；善补阴者，必于阳中求阴，则阴得阳升而泉源不竭”。故补阳之中，多兼以补阴。又因补阳之药每多辛燥，而燥伤阴，故必须阴阳兼顾，即甘温补肾阳的药物往往与甘润补肾阴的药物同用，才能阴阳相互为用。本方以干地黄为君，山药、山茱萸、桂枝、附子为臣，泽泻、茯苓、牡丹皮为佐使，诸药合用，使阴阳协调，命火旺盛则阳痿不举等症自然消除。

近代中药药理研究证实[3]，本方对免疫系统功能有广泛的调节和增强作用，有确切的改善脂质代谢、降血脂、抗动脉硬化作用，对糖代谢有良好的影响，有明显的抗衰老作用，并对多种因年龄增加所致的生理功能及生化过程紊乱有较好的调整作用，对神经体液调节有明显影响，可促进下丘脑—垂体—肾上腺皮质、性腺及甲状腺功能。这些研究成果为金匮肾气丸治疗命门火衰型勃起功能障碍提供了科学的理论依据。

参考文献

［1］郭应禄主编．阴茎勃起功能障碍．北京：北京医科大学出版社，1999：56.

［2］赵金铎主编．中医证候鉴别诊断学．北京：人民卫生出版社，1987：149.

［3］闫润红主编．方剂学．北京：科学出版社，2001：179～180.

临床科研

一、半夏泻心汤加味方

——“胃炎止痛合剂”消除慢性胃炎常见症状的临床研究

1998 年 6 月 ~ 1999 年 8 月，我们采用自拟的“胃炎止痛合剂”治疗 58 例慢性胃炎患者的常见临床症状，并与中成药香砂六君丸治疗的 58 例进行对照观察，现将结果报告如下。

1 临床资料

1.1 病例选择 116 例均为门诊患者，常见症状为胃痛、腹胀、纳呆、嗳气、嘈杂。全部病例经纤维胃镜检查确诊为慢性胃炎（包括慢性浅表性胃炎，慢性萎缩性胃炎），中医辨证均为脾胃虚弱型（包括脾胃气虚、脾胃虚寒）。

1.2 分组 116 例患者按就诊顺序将第 1 位列入治疗组，第 2 位列入对照组，以此类推。治疗组 58 例中，男 25 例，女 33 例；年龄 23 ~ 72 岁，平均 44.3 岁；病程 2 ~ 10 年，平均 3.7 年。对照组 58 例中，男 27 例，女 31 例；年龄 9 ~ 70 岁，平均 45.1 岁；病程 2 ~ 9 年，平均 3.6 年。两组患者性别、年龄和病程比较均无显著性差异（$P > 0.05$），具有可比性。

2 观察方法

将慢性胃炎常见临床症状胃痛、腹胀、纳呆、嗳气、嘈杂作观察指标，按症状的轻、中、重三种程度，依次记为 1、2、3 分，无此症状记为 0 分，各症状得分之和为各项目之总积分。

3　治疗方法

治疗组应用本院中药制剂室生产的胃炎止痛合剂治疗，每次30~50ml，每日3次，加温后口服。对照组应用兰州佛慈制药厂生产的香砂六君丸（批号：980521）治疗，每次12粒，每日3次，温开水送服。观察5日，治疗期间，停用其它治疗慢性胃炎的中西药物。

统计学处理方法：计数资料采用X2检验，计量资料采用t检验。

4　结果

4.1　疗效判断标准　根据临床症状改善程度分为显效、好转、无效。按以下公式判断疗效。

$$\frac{\text{治疗前积分}-\text{治疗后积分}}{\text{治疗前积分}}\times 100\%$$

显效：积分下降2/3以上。

好转：积分下降2/3至1/3之间。

无效：积分下降1/3以下。

4.2　疗效分析　治疗组58例中，显效40例（69%），好转13例（22%），无效5例（9%），总有效率为91%。对照组58例中，显效7例（12%），好转35例（60%），无效16例（28%），总有效率为72%。经统计学处理，两组显效率、总有效率比较有显著性差异（$P<0.01$，$P<0.05$），说明治疗组疗效高于对照组。

治疗组与对照组治疗前后症状积分值比较见表1。两组均有改善胃痛、腹胀、纳呆、嗳气症状的作用（$P<0.01$），但对嘈杂症状，治疗组有改善作用（$P<0.05$），对照组则不显（$P>$

0.05）。两组治疗后比较，除嘈杂症状外，在改善胃痛、腹胀、纳呆、嗳气症状方面，治疗组优于对照组（$P<0.01$，$P<0.05$）。

表1　两组患者治疗前后临床症状积分比较（分，$\bar{x}\pm s$）

组别		胃痛	腹胀	纳呆	嗳气	嘈杂
治疗	疗前	2.31±0.65	1.66±0.81	1.57±0.75	0.72±0.48	0.66±0.76
(58)	疗后	0.52±0.75**△△	0.40±0.62**△△	0.52±0.71**△△	0.12±0.33**△	0.33±0.62*
对照	疗前	1.81±0.66	1.64±0.79	1.43±0.75	0.67±0.69	0.57±0.73
(58)	疗后	0.81±0.68**	0.88±0.56**	0.97±0.53**	0.31±0.50**	0.43±0.60

注：与本组治疗前比较，*$P<0.05$，**$P<0.01$；与对照组治疗后比较，△$P<0.05$，△△$P<0.01$；（　）内为例数

5　体会

慢性胃炎中医辨证多为脾胃虚弱型，此型患者常见的临床症状是胃痛、腹胀、纳呆、嗳气嘈杂。胃炎止痛合剂能有效地改善和消除这些症状。本方以《伤寒论》治痞良方“半夏泻心汤”为基础加减而成。由党参、白术、黄连、黄芩、干姜、吴萸、姜半夏、蒲公英、木香、香附、荔枝核、川楝子、元胡索、炙甘草、谷麦芽组成。方中党参、白术、炙甘草补益中气；黄连、黄芩、蒲公英苦寒清热解毒；干姜、吴萸辛温散寒止痛；姜半夏合吴萸辛开苦降，消痞止呕；木香、香附、荔枝核、川楝子、元胡索行气消胀止痛；谷麦芽消食和胃。全方寒热并用，辛苦并进，补泻同施，标本兼顾。经临床观察，治疗组在改善和消除慢性胃炎的临床症状上与对照组比较，有显著性差异（$P<0.01$，$P<0.05$）。说明胃炎止痛合剂在治疗效果上优于香砂六君丸。

二、金匮肾气丸合黄芪建中汤加减方

——“复方壮阳合剂”治疗阴茎勃起功能障碍临床研究

摘要　目的　观察复方壮阳合剂治疗阳虚证阴茎勃起功能障

碍（ED）的疗效。方法　将112例患者随机分为两组，治疗组56例用复方壮阳合剂治疗，对照组56例用古方右归丸治疗。结果　治疗组总有效率为89.30%，对照组为67.85%，两组比较有非常显著性差异（P<0.01）。治疗组肝阳虚证、脾肾阳虚证和肾阳虚证疗效与对照组同证相比较有显著和非常显著性差异（P<0.05，P<0.01）。治疗组治疗后增加的终点平均分高于对照组，两组比较有非常显著性差异（P<0.01）。治疗组与对照组症状积分分别为7.76±11.09、15.25±14.23，两组比较有非常显著性差异（P<0.01）。治疗组与对照组对5个问题回答的总积分分别为57.77±12.76、43.63±13.37，两组比较有非常显著性差异（P<0.01）。结论　对于阳虚证ED的治疗，复方壮阳合剂是一种临床疗效较好、无不良反应的药物。

关键字　复方壮阳合剂；阳虚证ED；对照治疗观察

阴茎勃起功能障碍（electile　dysfunction，ED），属于男科常见病，临证以阳虚证ED为多，主要有肝阳虚证、肾阳虚证和脾肾阳虚证。我们用复方壮阳合剂治疗阳虚证ED，取得满意疗效，现报道如下。

1　临床资料

西医诊断标准：参照《阴茎勃起功能障碍》[1]中IIEF－5表评分≤21分者即可诊断。重度5～7分，中度8～11分，轻度12～21分。中医辨证标准：参照《中医证候鉴别诊断学》[2]。①肝阳虚证：主症为阳痿，丸冷囊湿，阴器萎缩。次症为畏寒肢冷，神疲乏力，胁下作痛，忧郁善恐，舌淡苔白，脉沉细弦迟，左关沉弱。②肾阳虚证：主证为阳痿，腰膝酸软，畏寒肢冷。次症为神疲乏力，面色皖白，夜尿频数（或小便清长），舌淡苔白，脉沉细迟。③脾肾阳虚证：主症为阳痿，腰膝酸软，大便溏泄。次症为畏寒肢冷，神疲乏力，小腹冷痛，夜尿频数（或小便清长），脉沉迟细弱。

纳入病例标准：①符合西医诊断标准和中医辨证标准者；②年龄20~69岁；③功能性ED（心理性ED）

排除病例标准：①年龄<20岁，>69岁者；②内分泌性ED；③神经性ED；④血管性ED（动脉性和静脉性ED）；⑤医源性ED；⑥其他原因引起的ED（糖尿病、慢性肾功能衰竭、海绵体勃起组织异常等）。

共112例，为2001年6月~2003年6月，就诊于本院中医男性科专家门诊病人，随机分成两组。治疗组56例，年龄21~69岁，平均（43.96±13.40）岁；病程0.5~8年，平均（2.41±1.47）年；重度17例，中度20例，轻度19例。肝阳虚证10例，肾阳虚证26例，脾肾阳虚证20例。对照组56例，年龄20~68岁，平均（42.79±15.43）岁；病程0.5~7年，平均（2.05±1.79）年；重度15例，中度19例，轻度22例。肝阳虚证8例，肾阳虚证29例，脾肾阳虚证19例。两组病例一般资料经统计学处理差异无显著性（$P>0.05$），具有可比性。

2 治疗方法

治疗组用本院中药制剂室生产的复方壮阳合剂（规格250ml/瓶）治疗，每日口服3次，每次30~50ml。对照组应用上海中药制药一厂生产的右归丸（批号：010211）治疗，每次9g，每日服3次。两组均以1个月为一疗程，每疗程结束作疗效统计，共治疗观察3个疗程。

3　观察方法

填写 IIEF－5 表，根据问卷表中列出的阴茎勃起功能的 5 个问题，由患者在治疗前后分别独立回答。问卷中每一问题的回答均按 5 分制表示，5 分为最好，1 分为最差，0 分为未尝试性交。

运用等级症状资料积分法，即将肝阳虚证、肾阳虚证和脾肾阳虚证的症状按照发生的频率、程度及临床表现的特点，分为无、轻、中、重 4 级，分别记为 0、1、2、3 分。并计算治疗前后中医症状总积分减分率，计算公式为：减分率＝（治疗前症状总积分—治疗后症状总积分）／治疗前症状总积分 × 100%。组间均数比较采用两组均数 t 检验，自身前后对照采用差值均数 t 检验，计数资料采用 X^2 检验，临床疗效采用 Ridit 检验。

4　疗效标准

中医证候疗效评定标准采用总积分减分率评价方法。痊愈：治疗后总积分减分率≥90%；显效：治疗后总积分减分率≥70%，<90%；有效：治疗后总积分减分率≥30%，<70%；无效：治疗后总积分减分率<30%。

5　治疗结果

两组总疗效有非常显著性差异（$P<0.01$）。治疗组内各证型之间疗效比较及对照组内各证型之间疗效比较均无显著性差异（$P>0.05$）。治疗组肝阳虚证和脾肾阳虚证疗效与对照组同证比较有显著性差异（$P<0.05$），肾阳虚证则有非常显著性差异（$P<0.01$），表明治疗组疗效优于对照组，两组内各证疗效之间无差别，见表 1。

表1　两组临床总体疗效比较　例（%）

组别	N	证　型	治愈	显效	有效	无效	总有效率
治疗组	56	肝阳虚 10	4	3	1	2	(80.00)△△
		肾阳虚 26	12	8	4	2	(92.31)△
		脾肾阳虚 20	9	5	4	2	(90.00)△△
		合　计	25	16	9	6	(89.30)*
对照组	56	肝阳虚 8	0	1	3	4	(50.00)
		肾阳虚 29	5	7	9	8	(72.41)
		脾肾阳虚 19	3	5	5	6	(68.42)
		合　计	8	13	17	18	(67.86)

注：与对照组比较＊ $P<0.01$，与对照组同证相比较△$P<0.01$，与对照组同证相比较△△$P<0.05$。

两组治疗前后症状疗效比较：治疗组治疗后与对照组治疗后相比较有非常显著性差异（$P<0.01$），治疗组肝阳虚证和脾肾阳虚证治疗后与对照组同证治疗后比较无显著性差异（$P>0.05$），肾阳虚证则有非常显著性差异（$P<0.01$）；治疗组肝阳虚证和脾肾阳虚证与对照组同证差值比较无显著性差异（$P>0.05$）。表明治疗组改善临床症状的疗效优于对照组，尤以改善肾阳虚证的临床症状疗效最好，见表2。

表2　两组及各证治疗前后症状积分比较（分，$\bar{x}\pm s$）

组别	n	两组总分 疗前	两组总分 疗后	证型	n	各证总分 疗前	各证总分 疗后	差值
治疗组	56	29.43±13.50	7.76±11.09*△	肝阳虚	10	10.60±5.16	3.40±4.13▲#	7.20±4.78●
				肾阳虚	26	7.73±2.73	1.81±2.84▲##	5.93±2.93●●
				脾肾阳虚	20	11.10±5.67	2.55±4.12▲#	8.40±5.19●
对照组	56	28.38±14.82	15.25±14.23*	肝阳虚	8	9.13±6.04	5.64±5.27▲▲	3.39±3.88
				肾阳虚	29	8.52±3.24	4.42±3.86▲	4.10±2.44
				脾肾阳虚	19	10.73±5.54	5.19±5.10▲	5.68±4.27

注：与本组治疗前比较＊ $P<0.01$，与对照组治疗后比较△$P<0.01$，本组同证治疗前后比较▲$P<0.01$，　▲▲$P<0.05$，与对照组同证治疗后比较#$P>0.05$、##$P>0.01$，与对照组同证差值比较●$P>0.05$，●●$P<0.05$。

IIEF－5 改善情况Ⅰ：治疗组对 IIEF－5 问题 1～5 回答的基线平均分到治疗结束时的终点平均分，依次增加了 1.99，2.00，1.86，2.08，1.84 分，对照组则依次增加了 1.37，1.16，1.07，1.38，1.02 分。治疗组增加的分值比对照组依次高出 0.62，0.84，0.79，0.70，0.82 分。治疗组显著高于对照组（$P<0.01$）。表明治疗组在改善和提高阴茎勃起功能、性交能力和性满足感等方面的疗效优于对照组，见表 3。

表 3　两组治疗前后基线平均分与终点平均分评分变化（分）

5 个问题	治疗组		对照组	
	基线分	终点分	基线分	终点分
Q_1 对阴茎勃起和维持勃起有多少信心	2.14	4.13	2.18	3.55
Q_2 受到性刺激后，有多少次阴茎能坚挺地进入阴道	1.91	3.91	1.75	2.91
Q_3 性交时，有多少次能在进入阴道后维持阴茎勃起	1.84	3.70	1.64	2.71
Q_4 性交时，保持勃起至性交完毕有多大困难	1.96	4.04	1.64	3.02
Q_5 尝试性交时是否感到满足	1.82	3.66	1.55	2.57

IIEF－5 改善情况Ⅱ：治疗组治疗后 5 个问题的总积分与对照组治疗后相比较有非常显著性差异（$P<0.01$），治疗组中肾阳虚证和脾肾阳虚证治疗后 5 个问题的积分与对照组同证治疗后比较有非常显著性差异（$P<0.01$），肝阳虚证则有显著性差异（$P<0.05$）。治疗组各证与对照组同证 5 个问题积分的差值相比较亦有非常显著性差异（$P<0.01$）。表明治疗组对提高 5 个问题总积分的疗效优于对照组，且治疗组中肾阳虚证和脾肾阳虚证的得分高于肝阳虚证。见表 4。

表 4　两组及各证治疗前后对 5 个问题回答积分比较（分，$\bar{x}\pm s$）

组别	n	两组总分		证型	n	各证总分		差值
		疗前	疗后			疗前	疗后	
				肝阳虚	10	9.00 ± 3.77	$18.30\pm4.51^{▲\#}$	$9.20\pm2.30^{●}$
治疗组	56	28.60 ± 11.21	$57.77\pm12.76^{*\triangle}$	肾阳虚	26	10.00 ± 3.45	$19.42\pm4.04^{▲\#\#}$	$9.38\pm1.70^{●}$
				脾肾阳虚	20	9.60 ± 3.99	$20.05\pm4.21^{▲\#\#}$	$10.50\pm3.63^{●}$

续表

				肝阳虚	8	8.89±3.53	13.88±4.12▲	4.88±2.73
对照组	56	26.77±11.08	43.63±13.37*	肾阳虚	29	9.35±3.75	15.11±4.56▲	6.34±2.00
				脾肾阳虚	19	8.53±3.80	14.64±4.69▲	6.26±1.73

注：与本组治疗前比较 * $P<0.01$，与对照组治疗后比较△$P<0.01$，与本组同证治疗前后比较▲$P<0.01$，与对照组同证治疗后比较#$P<0.05$、##$P<0.01$，与对照组同证差值比较●$P<0.01$。

药物不良反应：两组患者均未见不良反应发生。

6 急性毒性试验

复方壮阳合剂毒性较低，小鼠单次灌肠给予71.43%复方壮阳合剂浓缩液（为最高浓度），灌胃体积为50ml/kg（是最大体积），观察7天，未见明显异常，也未见动物死亡。复方壮阳合剂浓缩液小鼠口服 $LD_{50}>35.71ml/kg$（本试验委托上海复旦大学医学院药理教研室完成）。

7 讨论

现代中医对ED的病因病机研究认为，阳痿的病因病机当以心理失衡—肾虚—血瘀为轴线[3]。复方壮阳合剂组成之各类药物与上述病机具有很强的针对性，这是本方治疗ED取得佳效的根本原因。复方壮阳合剂由《金匮要略》肾气丸合黄芪建中汤等加减而成，主要由黄芪、白术、当归、红花、仙灵脾、鹿角片、菟丝子、蛇床子、熟地、蜈蚣等近20种中药组成，具有温肾暖肝、益气健脾、活血强阴、催欲助勃、兴阳振痿之功效。药理研究证实，黄芪、白术等补气类药具有增强免疫功能和强壮抗衰老等作用。当归、红花等活血类药具有改善血流动力学、血液流变学和改善微循环等作用。仙灵脾、鹿角片、菟丝子、蛇床子等补肾壮阳类药具有增强下丘脑—垂体—性腺轴等内分泌系统的分泌功能，具有雄激素样作用，能提高血浆睾酮含量，提高性机能。同时，补肾壮阳类中药还富含人体必需的微量元素，其中以锌、锰、铁的含量较高。这些研究成果为复方壮阳合剂治疗阳虚证 ED 提供了科学的理论根据。

参考文献

[1] 郭应禄．阴茎勃起功能障碍［M］．北京：北京医科大学出版社，1999，56.

[2] 赵金铎，张镜人，张震．中医证候鉴别诊断学［M］．北京：人民卫生出版社，1989，103，149，175.

[3] 盛生宽．从心理失衡肾虚致瘀论治阳痿［J］．中医杂志，1997，38（7）：399.

附注：本研究为“基金项目：上海市南汇区科学技术委员会基金资助”

三、乌梅丸合薏苡附子败酱散、下瘀血汤加减方

——“复方前列清汤”治疗慢性前列腺炎（非特异性）的临床研究

摘要 目的 观察复方前列清汤治疗“脾肾阳虚兼精室湿热、瘀阻络脉”型慢性前列腺炎（非特异性）的疗效。方法 将 60 例患者按就诊先后顺序随机分为两组，治疗组 30 例用复方前列清汤治疗，对照组 30 例用西药左氧氟沙星片治疗。结果 两组临床总体疗效：治疗组愈显率为 53.33%，对照组为 16.67%，两组比较有显著性差异（$P<0.05$）。中医证候疗效：治疗组治疗前后总分比较有非常显著性差异（$P<0.01$），对照组治疗前后总分比较有显著性差异（$P<0.05$），治疗组治疗后与对照组治疗后总分比较有显著性差异（$P<0.05$）。治疗组 EPS 白细胞数治疗前后比较有非常显著性差异（$P<0.01$），与对照组治疗后比较有非常显著性差异（$P<0.01$）。结论 复方

前列清汤治疗“脾肾阳虚兼精室湿热、瘀阻络脉”型慢性前列腺炎有显著的临床疗效。

关键字 慢性前列腺炎（非特异性）；脾肾阳虚兼精室湿热、瘀阻络脉证；复方前列清汤；临床疗效

慢性前列腺炎属于男科常见病、多发病，也是难治病之一。为了进一步探索本病的中医药疗效，我们选择了本病中医辨证属于“脾肾阳虚兼精室湿热、瘀阻络脉”的患者进行了临床研究，应用本院顾文忠老中医经验方“复方前列清汤”进行治疗，取得了满意的疗效，现总结如下。

1 临床资料

1.1 一般资料 本研究纳入病例共60例，病例收集时间自2004年4月~2006年4月，均为就诊于我院中医男性科和西医泌尿外科门诊的患者。按就诊先后顺序随机分为两组。

治疗组30例，年龄23~60岁，平均（34.87±10.17）岁；病程0.5~5年，平均（2.12±1.23）年。对照组30例，年龄23~59岁，平均（35.87±10.92）岁；病程0.5~5年，平均（1.98±1.53）年。两组患者均已婚，并在院外接受过物理疗法或中、西药治疗。两组患者在年龄、病程及病情等方面差异均无显著性（$P>0.05$），具有可比性。

1.2 西医诊断标准 参照《中药新药临床研究指导原则》中关于“中药新药治疗慢性前列腺炎（非特异性）的临床研究指导原则”制定。（1）症状：分两类，一为下尿路刺激症状，二为炎性反应或反射性疼痛症状。表现为不同程度的尿频、尿急、尿痛、尿道灼热和尿道滴白，会阴部坠胀疼痛。（2）前列腺触诊：质地饱满或软硬不均，或有炎性结节，可有局限性压痛，大小可增大，正常或缩小。（3）前列腺液（EPS）镜检，

WBC≥10 个/HP（WBC +~ + + + +）；卵磷脂小体减少或消失。凡具备（1）和（2）、（3）中的任何一项即可确诊。

1.3 中医辨证标准 参考《中医证候鉴别诊断学》[1]。脾肾阳虚兼精室湿热、瘀阻络脉证的主症：（1）畏寒肢冷，（2）腰膝酸软，（3）大便溏泄，（4）会阴坠痛，(5)尿道灼热。次症：（1）尿频、尿急，（2）尿后滴沥，（3）尿道刺痛，（4）尿道滴白，（5）阴囊潮湿，（6）精神萎靡，（7）舌质淡红或紫黯，苔白腻或黄腻，（8）脉沉细涩。凡具备主症 3 项及次症 3 项者即辨证成立。

1.4 病例纳入和排除标准 （1）纳入标准：①符合西医诊断标准和中医辨证标准；②年龄≥22 岁，≤60 岁。（2）排除标准：①急性前列腺炎；②良性前列腺增生症、前列腺癌、神经原性膀胱、尿道畸形或狭窄及严重神经官能症；③合并尿路感染、尿路结石等；④有严重肝肾功能不全、心功能不全等；⑤过敏体质；⑥年龄 <22 岁，>60 岁。

2 治疗方法

治疗组应用本院顾文忠老中医经验方复方前列清汤治疗。处方主要药物：生黄芪、巴戟肉、炮附子、淡干姜、炒苍术、焦黄柏、生米仁、生山栀、土茯苓、瓦松花、红藤、皂角刺、水蛭、甘草等。用法：（1）口服：每日 1 剂，清水浸泡 1 小时后连续煎煮 3 次，每次取汁 150ml，混匀后分早、中、晚 3 次服完。（2）坐浴：将上述汤剂煎完后剩下之药滓再加水 2000ml 左右，煎出 1000~1500ml 药汤，置于盆中，待降温至 45℃~50℃时行肛门坐浴 10~15 分钟，每晚睡前 1 次。对照组用左氧氟沙星片口服 0.2g，每日 2 次。二组治疗期间均停用其它治疗本病的方法和药物。同时嘱咐患者戒烟限酒，禁食辛辣燥热及肥甘厚腻之品，防寒保暖，避免过度疲劳，不宜久坐或久骑自行车等。观察治疗 1 个月后统计疗效。

3　观察方法

采用症状积分法，即观察治疗前后症状积分的变化。将各种症状（体征）按照发生的频率、程度、数量大小及临床表现的特点分为无、轻、中、重4级，分别记为0、1、2、3分。EPS白细胞0~9个/HP（或WBC－）为0分，10~19个/HP（或WBC＋）为1分，20~29个/HP（或WBC＋＋）为2分，30~39个/HP（或WBC＋＋＋）为3分，≥40个/HP（或WBC＋＋＋＋）为4分。计算治疗前后的中医症状总分减分率，判定疗效。其计算公式如下：减分率＝（治疗前总分—治疗后总分）/治疗前总分×100%

4　统计学方法

计数资料采用 X^2 检验，计量资料采用t检验，等级顺序型资料采用u检验。

5　治疗结果

5.1　疗效评定标准　临床痊愈：症状、体征、前列腺压痛等较治疗前积分减少≥90%，EPS白细胞数检查连续2次以上正常。显效：症状、体征、前列腺压痛等较治疗前积分减少≥60%，＜90%；EPS白细胞数较治疗前减少≥50%。有效：症状、体征、前列腺压痛等较治疗前积分减少≥30%，＜60%；EPS白细胞数较治疗前减少≥30%。无效：症状、体征、前列腺压痛等较治疗前积分减少＜30%，EPS白细胞数较治疗前减少＜30%或无变化。

5.2　两组临床总体疗效比较　表1示，两组总体疗效：治疗组临床痊愈8例，显效8例，有效10例，无效4例，愈显率为53.33%，总有效率为86.67%。对照组临床痊愈1例，显效4例，有效15例，无效10例。愈显率为16.67%，总有效率为

66.67%。两组资料经u检验有非常显著性差异（u=2.94，P<0.01）。表明治疗组的总体疗效显著优于对照组。

表1　两组总体疗效比较［例（%）］

组别	例数	临床治愈	显效	有效	无效	愈显率	总有效率
治疗组	30	8(26.67)	8(26.67)	10(33.33)	4(13.33)	16(53.33)	26(86.67)
对照组	30	1(3.33)	4(13.33)	15(50.00)	10(33.33)	5(16.67)	20(66.67)

5.3　两组治疗前后症状积分变化比较　表2示，治疗组治疗前后积分、总积分比较，有显著性和非常显著性差异（P<0.05，P<0.01），对照组治疗前后总积分比较有显著性差异（P<0.05），治疗组治疗后与对照组治疗后总积分比较有显著性差异（P<0.05）。表明治疗组改善临床症状和体征的疗效显著优于对照组。

表2　两组治疗前后临床症状积分、总积分变化比较（分，$\bar{x}\pm s$）

中医临床症状	治疗组(30例)		对照组(30例)	
	治疗前	治疗后	治疗前	治疗后
畏寒肢冷	1.57±0.63	0.46±0.57**Δ	1.27±0.83	0.84±0.85*
腰膝酸软	2.10±0.76	0.66±0.66**ΔΔ	1.86±0.90	1.24±0.68**
大便溏泄	1.23±0.57	0.23±0.44**	1.00±0.64	0.24±0.43**
会阴坠胀	2.10±0.76	0.67±0.66**ΔΔ	1.83±0.79	1.28±0.67**
尿频尿急	1.57±0.57	0.43±0.50**Δ	1.43±0.82	0.74±0.58**
尿道灼热	1.47±0.80	0.42±0.57**	1.20±0.89	0.85±0.87
尿后滴沥	1.33±0.71	0.60±0.67**	1.20±0.76	0.85±0.75
尿道刺痛	0.90±0.66	0.26±0.52**	0.67±0.71	0.56±0.57
尿道滴白	1.37±0.81	0.56±0.57**	1.20±0.99	0.85±0.79
阴囊潮湿	0.70±0.75	0.26±0.52*	0.53±0.63	0.48±0.60
精神萎靡	1.30±0.57	0.42±0.63**Δ	1.13±0.68	0.76±0.78
前列腺压痛	0.63±0.69	0.36±0.52	0.53±0.57	0.35±0.47
EPS白细胞	2.23±1.01	1.23±1.07**Δ	2.17±0.99	1.98±1.10
总积分	18.49±9.29	6.56±7.89**Δ	16.02±10.20	10.97±9.14*

与本组治疗前比较，*P<0.05，**P<0.01；与对照组治疗后比较，ΔP<0.05，ΔΔP<0.01

5.4 两组治疗前后 EPS 白细胞积分变化比较　表 3 示，治疗组治疗前后比较有非常显著性差异（u = 3.36，$P < 0.01$）；对照组治疗前后比较无显著性差异（u = 0.77，$P > 0.05$）；两组治疗后比较有显著性差异（u = 2.44，$P < 0.05$）。表明治疗组消除或降低白细胞的疗效显著优于对照组。

表 3　两组治疗前后 EPS 白细胞变化比较（例）

组　别	时　间	例数	每一高倍镜视野内白细胞数				
			<10	10~19	20~29	30~39	≥40
治疗组	治疗前	30	0	8	11	7	4
	治疗后	30	8	12	6	3	1
对照组	治疗前	30	0	9	10	8	3
	治疗后	30	1	12	7	7	3

5.5 药物不良反应　两组患者均未见有不良反应发生。

6　急性毒性试验

复方前列清汤毒性很小，小鼠在大剂量口服复方前列清汤后，未见在体重、饮食、外观、行为、分泌物和排泄物等方面有任何异常的改变。在给药后 14 天内，也未见有小鼠死亡。其最大耐受量大于 458g/Kg 生药。（本试验委托上海复旦大学医学院药理教研室完成）

7　讨论

慢性前列腺炎多归属于中医的“淋症”、“精浊”、“白淫”等范畴，其病位在肾、膀胱和精室，病机多为寒热错杂、虚实互现、阴阳紊乱，治疗颇为棘手，故本病为中、西医疑难病之一。本组病例中医辨证属“脾肾阳虚兼精室湿热、瘀阻络脉”，其病机为整体脾肾阳衰，气化障碍；局部精室（包括膀胱）湿热内蕴，久而导致络脉瘀阻，形成络病。“络病是多种临床疑难杂病共同的发病环节，是恶性病理循环的中介……络病大多起病隐匿，发展缓慢，病情缠绵，难以速愈。”[2] 此即本病难治的重要原因。

“复方前列清汤”处方，以黄芪、附子、干姜温肾健脾祛寒；苍术、黄柏、米仁、土茯苓清热燥湿利湿；生山栀、瓦松花、红藤、败酱草清热凉血解毒；水蛭、牛膝活血化瘀通络。全方寒热并用，补泻同施，具有温补脾肾、清热利湿、解毒化瘀之功，切中上述病机特点。现代中药药理研究证实[3]，附子具有增强免疫功能、改善微循环和消炎止痛作用；黄芪能明显增强非特异性免疫和提高机体抗病能力；黄柏、山栀、红藤、败酱草、瓦松花等具有抗菌、抗病毒，抑止变态反应的炎症，增强白细胞或网状内皮系统的吞噬作用；茯苓、萆薢、苍术、苡仁等具有利尿通淋、祛湿镇痛等作用；水蛭具有明显的抗凝血和扩张血管、改善微循环的作用。这些研究成果为复方前列清汤治疗慢性前列腺炎取得显著疗效提供了科学的理论根据。

本临床研究表明，复方前列清汤对“脾肾阳虚兼精室湿热、瘀阻络脉”型慢性前列腺炎能显著改善临床症状和体征，消除或降低 EPS 白细胞，有利于恢复或改善前列腺的生理功能。

参考文献

［1］赵金铎，张镜人，张震．中医证候鉴别诊断学［M］．北京：人民卫生出版社，1989：175，199

［2］吴以岭．中医络病学说与心脑血管病［M］．北京：中国科学技术出版社，2001：2

［3］马吉祥．实用临证中药手册［M］．北京：人民军医出版社，1996：45，126，186，307，347

附注：本研究为“基金项目：上海市南汇区科学技术委员会基金资助”

经方衍变

一、半夏泻心汤随证变化应用经验

《伤寒论》中半夏泻心汤具有和胃降逆、散结消痞的功效，原治小柴胡汤证因误下而成的痞症。后世将本方扩大运用于凡脾胃虚弱，客邪乘虚而入，寒热错杂，升降失调，清浊混淆而致肠胃不和，脘腹胀满，呕吐泄泻的病证。笔者数十年来，常以本方加减变化，灵活运用于慢性胃炎，胃、十二指肠溃疡和胃肠功能紊乱等疾病，疗效颇佳。现将本方的适应证和笔者临证活用时的加减变化简述如下。

（一）根据中医辨证加减药物

1. 根据寒热错杂之偏重

热重于寒时，用半夏泻心汤原方（以下简称原方）。即：制半夏15g，黄芩15g，川连6g，干姜10g，党参30g，炙甘草10g，大枣15g。本证特点：患者饮食偏喜凉，舌质红，苔薄黄腻。

寒重于热时，原方中川连减至3g，黄芩减至6g（或去黄芩），加吴茱萸6g（或熟附片6~10g）。本证特点：患者饮食偏喜温，舌质淡，边有齿印，苔白腻。

寒热并重时，原方中加吴茱萸3g。本证特点：患者饮食温凉均喜，无明显偏向，舌质淡红，苔黄白相间。

2. 根据脘腹症状之表现

嗳气泛酸者，原方中加煅瓦楞20g，旋覆花10g（包煎），生代赭石20g，吴茱萸1g。

呕恶、呃逆重者，原方中加吴茱萸（1~3g），刀豆15g，姜竹茹9g。

脘腹寒痛者，原方中川连减至1~3g，黄芩减至6g（或去黄芩），加木香15g，香附15g，荔枝核15g，炒九香虫9g，吴茱萸6g。

脘腹热痛者，原方中加川楝子15g，玄胡30g，（或徐长卿30g，木香15g）。

纳差便溏者，原方中川连减至1~3g，黄芩减至6g（或去黄芩），加炒苍术15g，补骨脂15g，吴茱萸3g，山药20g，鸡内金15g。

脘腹胀满重者，原方中加枳实15g，白术15g，厚朴15g，大腹皮15g。

大便热积不通者，原方中川连加至10g，干姜减至6g（或去干姜），加熟大黄10g，火麻仁20g，大腹皮15g。

大便寒积不通者，原方中川连减至1~3g，黄芩减至6g（或去黄芩），加熟附片10g，熟大黄10g，苁蓉15g，厚朴15g。

口舌溃疡热痛者，原方中川连加至10g，干姜减至6g（或去干姜），加石斛30g，生地20g，麦冬20g，白茅根30g，白及15g。

口苦胁胀（痛）者，原方中川连加至10g，干姜减至6g（或去干姜），加川楝子15g，玄胡30g，郁金15g，八月札20g。

（二）根据西医辨病加用药物

胃下垂：加炙黄芪30g，枳壳30g，大腹皮30g。

慢性表浅性胃炎：加蒲公英30g，地榆15g。

慢性萎缩性胃炎：加生山楂30g，红花10g。

胆汁返流性胃炎：加枳实15g，竹茹10g，生代赭石20g，旋覆花10g（包煎）。

胃、十二指肠溃疡併出血：加乌贼骨15g，贝母15g，失笑散15g（包煎）；或加生三七粉6g（分3次冲服）

胃扭转：加枳壳30g，大腹皮30g。

十二指肠壅滞症：加枳实15g，厚朴15g，乌药15g，沉香6g（后下）。

十二指肠炎：加蒲公英30g，煅牡蛎15g，白及粉6g（分3次冲服）。

胃黏膜脱垂症：加玄胡30g，三七粉6g（分3次冲服）。

胃癌：加八月札30g，玄胡30g，生苡仁30g，干蟾皮9g，云南白药1.2g（分3次冲服）。

二、栀子干姜汤随证变化应用经验

《伤寒论》栀子干姜汤为主治上焦有热、中焦有寒病证之处方，栀子清泄上焦之热，干姜温散中焦之寒。此为张仲景创立的“寒热药共用组方法则”之一——“寒热并调法”之代表方。笔者临证近40年来，以本方为基础进行适当加味，治疗多种病证之寒热错杂证，临床疗效颇佳。现将笔者加味活用本方的经验介绍如下。

（一）心热脾寒证（失眠等）

[主证] 心烦、发热、难眠；便溏、腹痛、肠鸣、下利。

[治法] 清心温脾（清上温下）。

[处方] 生山栀、连翘；淡干姜（炮附子）、党参、白术、茯苓、木香、炙甘草。

（二）肝热脾寒证（乙肝、丙肝、肝硬化等）

[主证] 胁痛、黄疸表现、口苦；便溏、腹痛、肠鸣、下利。

[治法] 清肝温脾。

[处方] 生山栀、柴胡、茵陈、苦参、丹参；淡干姜（炮附子）、党参、白术、白芍、当归、茯苓、木香、炙甘草。

（三）胆热脾寒证（胆囊炎、胆石症、胰腺炎等）

[主证] 胁胀（痛）、牵引右肩背痛或中上腹痛、口苦、莫菲氏征（+）；便溏、腹痛、肠鸣、下利。

[治法] 清胆温脾（肾）。

[处方] 生山栀、柴胡、郁金、金钱草、川楝子、元胡索（炒黄芩）；淡干姜（炮附子）、党参、白术、茯苓、木香、甘草、香附、荔枝核、鸡内金（急性子、威灵仙、王不留行、炙山甲、三棱、莪术）。

（四）肺热脾寒证（急慢性支气管炎、肺炎）

[主证] 咳嗽、咯浓稠痰、胸闷、胸痛（胸水、痰中带血）；便溏、腹痛、肠鸣、下利（四肢厥冷）。

[治法] 清肺温脾（肾）。

[处方] 生山栀、地骨皮、桑白皮、象贝母、柴胡、鱼腥草、芦根（热盛加炒黄芩、有胸水者加炒葶苈子 20，有出血者加侧柏炭、白及）；淡干姜（炮附子）、党参、白术、茯苓、木香、甘草、姜半夏、紫菀、冬花。

（五）胃热脾寒证（慢性胃炎、胃溃疡、消化不良等）

[主证] 胃脘热痛、口渴、反酸、嗳气、或口苦、口臭、牙龈肿痛、口腔溃疡等；便溏、腹痛、肠鸣、下利（畏寒肢冷）。

[治法] 清胃温脾（肾）。

[处方] 生山栀、生石膏（打碎先煎）、知母、川楝子、元胡索（牙痛用细辛）；淡干姜（炮附子）、党参、白术、茯苓、

木香、甘草、香附、荔枝核。

（六）五官郁热（火）、脾阳虚证

1.［主证］目赤肿痛、脾阳虚弱（眼部疾病）。如红眼病、结合膜炎、麦粒肿、眼底出血；便溏、腹痛、肠鸣、下利等。

［治法］清目温脾。

［处方］生山栀、白菊花、蝉衣、柴胡、龙胆草、桑叶、银花、连翘（眼底出血用三七粉）；淡干姜（炮附子）、党参、白术、茯苓、木香、甘草、山药、扁豆肉。

2.［主证］耳热肿痛，脾阳虚弱（耳部疾病）。如外耳道炎、中耳炎；便溏、腹痛、肠鸣、下利等。

［治法］清耳温脾。

［处方］生山栀、柴胡、龙胆草、丹皮、生地、连翘、板蓝根；淡干姜（炮附子）、党参、白术、茯苓、木香、甘草、山药、扁豆肉。

3.［主证］鼻热肿痛，脾阳不振（鼻部疾病）。如鼻炎、副鼻窦炎、鼻衄；便溏、腹痛、肠鸣、下利等。

［治法］清鼻温脾。

［处方］生山栀、炒黄芩、银花、连翘、板蓝根、丹参、苍耳子、辛夷花、白芷等；淡干姜（炮附子）、党参、白术、茯苓、甘草、山药、扁豆肉、谷麦芽。

4.［主证］喉热肿痛、脾阳不振（咽喉部疾病）。如急慢性咽喉炎、扁桃体炎；便溏、腹痛、肠鸣、下利等。

［治法］清喉温脾。

［处方］生山栀、川连、银花、蝉衣、桔梗、僵蚕、射干；淡干姜（炮附子）、党参、白术、茯苓、木香、甘草、山药、扁豆肉、谷麦芽。

5.［主证］面热痘疹、脾阳虚弱（面部疾病）。如面部青春痘、毛囊炎、皮肤过敏；便溏、腹痛、肠鸣、下利等。

［治法］清面温脾。

［处方］生山栀、银花、白菊花、白蒺藜、蝉衣、白僵蚕、白鲜皮、紫花地丁、紫草根、丹参、赤芍等；淡干姜（炮附子）、党参、白术、茯苓、木香、甘草、山药、扁豆肉、谷麦芽。

三、乌梅丸加减治疗多种慢性病经验

乌梅丸方为张仲景在《伤寒论》中治疗厥阴病的主方。本方主治“腹痛时作，心烦呕吐，时发时止，常自吐蛔，手足厥冷”的蛔厥证，亦治久痢久泻。本方配伍特点为：酸、苦、辛合用；寒热并进，温下清上；补泻同施，邪正兼顾。证治要点为：主治上热下寒之蛔厥证，寒热错杂之久痢久泻。

笔者在长期的临床实践中，应用乌梅丸加减治疗多种慢性病、疑难病取得了良好的疗效。凡是慢性病、疑难病表现为阳虚而寒热错杂证者都可用乌梅丸加减治疗。兹根据笔者经验，简介如下。

（一）慢性胃炎

本病多表现为“胃热脾寒”或“胃热脾肾虚寒”之寒热错杂证，治宜温脾（肾）清胃。除了用半夏泻心汤加减治疗本病外，乌梅丸加减亦可治疗本病。

［处方］炮附子10～30g（30g以上需用开水先煎1小时；下同），桂枝10g，党参30g，炒白术15g（或炒苍术15g），厚朴15g，枳实15g，焦六曲20g，炒川连6g，炒黄芩15g，茯苓20g，炙甘草10g，生姜10g，大枣15g，乌梅10g。辨证见寒重者，去黄芩，加吴茱萸5g；热重者，附子、桂枝减量；脘腹痛甚者，去枳实，加木香15g，香附15g，荔枝核15g，炒川楝子15g，炒

元胡索30g；反酸者，去乌梅，加乌贼骨20g或煅瓦楞子20g；恶心呕吐者，加苏叶10g，姜半夏15g，生代赭石20g，旋覆花10g（包煎）；大便溏薄者，加补骨脂15g，扁豆肉20g等。

（二）慢性结肠炎（慢性痢疾）

本病多表现为“脾胃（肾）虚寒，大肠湿热”之寒热错杂证，治宜温补脾胃（肾），清利湿热。

［处方］炮附子10～30g，肉桂5g（后下），干姜10g，党参30g，炒白术15g（或炒苍术15g），藿香10g，茯苓2g，焦黄柏15g，白头翁15g，炒川连5g，细辛5g，枳实15g，厚朴15g，焦元曲20g，甘草10g，大枣15g，炒地榆15g，乌梅15g。辨证见寒重者，去炒川连，加吴萸6g，补骨脂15g；热重者，炮附子减量，炒川连加至10g；腹痛明显者加台乌15g；大便有血（或隐血阳性）者，加白及15g，三七粉6g（分次冲服）等。

（三）慢性胆囊炎（或胆囊术后综合征）

本病多见“胆胃郁热，脾气（肾）虚寒”之寒热错杂证，治宜温补脾阳（肾），清泄胆胃热。

［处方］炮附子10～30g，干姜10g，党参30g，柴胡10g，炒黄芩15g，姜半夏15g，炒白术15g（或炒苍术15g），郁金15g，金钱草30g，枳实15g，厚朴15g，炒川连6g，淡吴萸3g，鸡内金15g，甘草10g，大枣15g，乌梅10g。辨证见右上腹胀痛重者，加炒川楝子15g，炒元胡索30g；有结石者，加急性子15g，威灵仙15g，王不留行15g；有黄疸者，加茵陈30g，田基黄20g；有肠粘连者，加三棱15g，莪术15g等。

（四）慢性尿路感染（慢性肾盂肾炎，慢性膀胱炎）

本病多见“膀胱湿热，脾胃（肾）虚寒”之寒热错杂证，治宜温补脾胃（肾），清利膀胱湿热。

［处方］炮附子 10～30g，干姜 10g，党参 30g，炒白术 15g（炒苍术 15g），焦黄柏 15g，生米仁 30g，牛膝 15g，苦参 2g，石韦 30g，银花 30g，龙胆草 10g，桑寄生 20g，巴戟肉 20g，台乌 15g，甘草 10g，大枣 15g，乌梅 10g。辨证见腰痛腰酸重者，加狗脊 20g，川断 15g；尿道疼痛者，加制乳香、制没药各 6g（包煎）；尿道灼热者，加块滑石 20g，白茅根 30g；有尿血者，加大小蓟炭各 15g，琥珀粉 1.5g（分次冲服）；有泌尿系统结石者，加海金砂 30g（包煎），金钱草 30g，王不留行 15g，鸡内金 15g 等。

（五）慢性盆腔炎

本病多表现为“脾胃（肾）虚寒，下焦湿热，瘀阻络脉”之寒热错杂证，治宜温补脾胃（肾），清利湿热，活血化瘀。

［处方］炮附子 10～30g，干姜 10g，党参 30g，炒白术 15g（炒苍术 15g），焦黄柏 15g，生米仁 30g，牛膝 15g，三棱 15g，莪术 15g，败酱草 30g，红藤 30g，土茯苓 30g，银花 30g，苦参 20g，石韦 30g，甘草 10g，大枣 10g，乌梅 10g。辨证见腰痛腰酸重者，加杜仲 15g，桑寄生 20g，狗脊 20g；少腹痛者，加炒川楝子 15g，炒元胡索 30g，台乌 15g，制乳香、制没药各 6g（包煎）；输卵管不畅者加穿山甲 10g，皂角刺 10g；有盆腔积液者，加泽泻 20g，车前子 20g（包煎）；月经闭止者，加虻虫 10g，水蛭 10g，地鳖虫 20g 等。

（六）慢性前列腺炎

本病多表现为“脾（胃）肾虚寒，精室湿热，瘀阻络脉”之寒热错杂证，治宜温肾暖脾，清利湿热，化瘀通络。

［处方］炮附子 10～30g，干姜 10g，党参 30g，炒白术 15g

（炒苍术15g），焦黄柏15g，生米仁30g，牛膝15g，苦参20g，银花30g，瓦松花30g，败酱草30g，红藤30g，石韦30g，川萆薢20g，土茯苓30g，龙胆草10g，台乌15g，水蛭10g，甘草10g，大枣15g，乌梅10g。辨证见腰痛腰酸重者，加桑寄生20g，狗脊20g；会阴部胀痛者，加炒川楝子15g，炒元胡索30g，三棱15g，莪术15g；尿道灼热刺痛者，加制乳香、制没药各6g（包煎），白茅根30g，块滑石20g；有血精者，加大小蓟炭各15g，白及15g，侧柏炭15g，藕节炭30g，炒槐花30g，生三七粉6g（分次冲服）等。

其它慢性病如老年性慢性气管炎、哮喘病、高血压病、糖尿病、慢性肾炎、慢性肝炎、慢性胰腺炎等，如见阳虚寒热错杂证者，亦可用乌梅丸加减进行调治。

用药心得

略谈附子的配伍应用

附子具有回阳救逆、补火助阳、散寒除湿、温经止痛等功效。我国古代医家张仲景为应用附子之大师，但他在《伤寒论》中应用附子，多是在病入少阴时才用。近代有火神派之称的郑钦安强调：凡见阳虚证候，即投姜附，提倡早用。他说："凡是阴气上腾诸症，不必近至脱时而始用回阳，务见机于早，即以回阳镇纳诸方投之，方不致酿成脱症之候。"他认为："凡一切阳虚诸症，如少气、懒言、身重、恶寒、声低、息短、舌润、苔黑，二便清利，不思水饮，心悸、神昏、不语，五心潮热，遗尿，遗屎，手足厥逆，自汗，心慌不寐，危候千般，难以投举，非姜附何以能胜其任而转危为安也乎？"故郑氏治病，凡见阳虚，方方不离干姜、附子。

笔者以为，郑钦安先生关于"凡阳虚见证，即可投以姜附"的观点，实质是体现了中医"治未病"的伟大思想，非常值得后人继承和发扬。笔者临证30余年来，应用附子治疗一切阳虚证疾病时，根据阳虚轻重程度及老弱妇幼之不同，剂量亦有差异。剂量轻者3~5g，较重者5~10g，重者10~20g，超重者20~30g，极重者30~50g。只要注意炮附子剂量满20g以上时，必须用开水先煎1~2小时，然后用筷子蘸取少许口尝，以舌不麻为度，再入他药共煎取汁，绝不会发生中毒现象。笔者在"文革"期间，在云南大理州下关市师从杨丽升、王济承二位擅用附子的老中医，见他们应用水蒸汽蒸熟附子的新炮制方法，加工命名为"红心附片"。此种附片用量在60g以内，不必先煎，可与其它药同时煎汁，也不会发生中毒现象。王济承老中医在讲课时提到，当地有耕牛误食野草中的生附子中毒时，用当地易得的新鲜续断打汁灌服即可解救。人中毒时，用此法也有效。

现将笔者应用附子治疗阳虚证，最常用的经方和自己的验方介绍如下，体例以附子与各类药物配伍组方治疗各种疾病，展示附子的广泛应用。

（一）附子配伍解表药

1. 附子配辛温解表药

［代表方］麻黄细辛附子汤（《伤寒论》）。

［组成］麻黄、细辛、炮附子。

［功用］发汗解表，宣肺平喘。

［主治］外感风寒表实证。恶寒发热，头疼身痛，无汗而喘，舌苔薄白，脉浮紧。

2. 附子配辛凉解表药

［代表方］竹叶汤（《金匮要略》）。

［组成］竹叶、葛根、防风、桔梗、桂枝、人参、甘草、生姜、大枣、炮附子。

［功用］补虚散风。

［主治］产后中风。发热，面正赤，喘而头痛者。

（二）附子配伍泻下药

［代表方］大黄附子汤（《金匮要略》）。

［组成］大黄、附子、细辛。

［功用］温里散寒，通便止痛。

［主治］寒积腹痛。便秘腹痛，胁下偏痛，发热，手足不温，舌苔白腻，脉弦紧。

（三）附子配伍清热药

1. 附子配伍清热泻火药

［代表方］越婢汤（《金匮要略》）。

［组成］麻黄、石膏、生姜、甘草、大枣、炮附子（“恶风者加附子一枚，炮”）。

［功用］发汗利水。

［主治］风水，一身悉肿，恶风，脉浮而渴，续自汗出，无大热者。

2. 附子配伍清热泻火药

［代表方］薏苡附子败酱散（《金匮要略》）。

［组成］薏苡仁、炮附子、败酱草。

［功用］排脓消肿。

［主治］肠痈内已成脓，身无热，肌肤甲错，腹皮急，如肿胀，按之濡软，脉数。

3. 附子配伍清热燥湿药

［代表方］附子泻心汤（《伤寒论》）。

［组成］黄连、黄芩、大黄、炮附子。

［功用］扶阳泻痞。

［主治］热痞，心下痞满烦热，复恶寒、汗出者。

4. 附子配伍清热凉血药

［代表方］温阳清热利胆汤（经验方）。

［组成］炮附子、淡干姜、补骨脂、党参、白术、柴胡、生山栀、炒黄芩、姜半夏、郁金、赤芍、金钱草、茵陈、甘草。

［功用］温肾健脾，清热凉血，利胆退黄。

［主治］瘀胆型肝炎及某些阻塞性黄疸之寒热错杂证，面目俱黄，畏寒肢冷，腰膝酸软，口苦口臭，渴欲凉饮，大便溏薄，小便深黄，舌质淡红，苔黄滑腻，脉细滑。

（四）附子配芳香化湿药

［代表方］附子平胃汤（经验方）。

［组成］炮附子、炒苍术、厚朴、陈皮、藿香、茯苓、淡干姜、甘草。

［功用］温脾化湿，行气和胃。

［主治］寒湿阻滞脾胃证。畏寒肢冷，胃腹胀满，不思饮食，恶心呕吐，嗳气吞酸，肢体沉重，怠惰嗜卧，大便溏薄，舌苔白腻厚，脉缓。

（五）附子配利水渗湿药

［代表方］栝蒌瞿麦丸（《金匮要略》）。

［组成］栝蒌根，瞿麦、茯苓、薯蓣，炮附子

［功用］温阳利水，清热生津。

［主治］上热下寒之小便不利症。口渴口苦，水湿内停，腰以下不温，小便不利。

（六）附子配祛风湿药

［代表方］附子抗风湿汤（经验方）。

［组成］炮附子、桂枝、防风、独活、羌活、细辛、当归、川芎、桑寄生、黄芪、白术、茯苓、熟地、秦艽、白芍、甘草。

［功用］温阳散寒，祛风除湿，滋养肝肾，益气补血，通痹止痛。

［主治］痹证日久。阳气不足，肝肾亏损，气血虚弱，畏寒肢冷，腰膝酸痛，肢节屈伸不利或麻木不仁，心悸气短，舌淡苔白，脉象细弱。

（七）附子配温里药

［代表方］理中丸（《伤寒论》，加味）。

［组成］人参、<u>干姜</u>、甘草、白术、炮附子、<u>桂枝</u>（“若脐上筑者，肾气动也，去术加桂四两。……腹满者，去术加附子一枚”）。

［功用］温阳祛寒，益气健脾。

［主治］脾胃虚寒证，心腹绞痛，呕吐泄利，霍乱转筋，体冷微汗，手足厥寒，心下逆满，腹中雷鸣，呕秽不止，饮食不进，及一切沉寒痼冷之症。

（八）附子配安神药

［代表方］附子养心汤（经验方）。

［组成］炮附子、淡干姜、白术、茯苓、黄芪、<u>炒枣仁</u>、党参、当归、<u>炙远志</u>、枸杞子、<u>柏子仁</u>、<u>龙齿</u>、<u>灵磁石</u>、木香、甘草。

［功用］温阳散寒，益气补血，健脾养心。

［主治］心脾阳虚，气血二虚证。畏寒肢冷，心悸怔忡，健忘失眠，体倦食少，面色萎黄，腰膝酸软，大便溏薄，舌淡苔白，脉细弱。

（九）附子配平肝息风药

［代表方］附子降压汤（经验方）。

［组成］炮附子、淡干姜、肉桂、巴戟肉、茯苓、白术、姜半夏、<u>天麻</u>、<u>白蒺藜</u>、<u>代赭石</u>、<u>石决明</u>、灵磁石、荷叶顶、木香、甘草。

［功用］温肾暖脾，平冲降逆。

［主治］高血压病之脾肾阳虚证，头昏胀痛，伴恶心呕吐，四肢厥冷，舌苔白滑，脉沉迟无力。

（十）附子配理气药

［代表方］附子温胃理气汤（经验方）。

［组成］炮附子、淡干姜、党参、白术、茯苓、陈皮、姜半夏、木香、香附、荔枝核、九香虫、炒川连、淡吴萸、甘草。

［功用］温补脾胃，行气止痛。

［主治］脾胃阳虚之胃痛证。畏寒肢冷，食少便溏，胃腹胀痛，呕吐呃逆，舌淡苔白，脉弦细无力。

（十一）附子配理血药

1. 附子配活血祛瘀药

［代表方］附子温阳活血汤（经验方）。

［组成］炮附子、淡干姜、黄芪、桃仁、红花、川芎、当归、地龙、仙灵脾、巴戟肉、白术、淡吴萸、水蛭、虻虫、甘草。

［功用］温阳益气，活血通络。

［主治］中风后遗症之阳虚证。畏寒肢冷，半身不遂，口眼口呙斜，语言蹇涩，口角流涎，下肢痿废，大便溏薄，小便频数，或遗尿不禁，舌黯淡，苔白，脉细涩。

2. 附子配止血药

［代表方］黄土汤（《金匮要略》）。

［组成］甘草、干地黄、白术、炮附子、阿胶、黄芩、灶中黄土。

［功用］温阳健脾，养血止血。

［主治］阳虚出血。大便下血，先便后血，或吐血，衄血，或妇人崩漏，血色暗淡，四肢不温，面色萎黄，舌淡苔白，脉沉细无力。

（十二）附子配消导药

［代表方］附子消食开胃汤（经验方）。

［组成］炮附子、淡干姜、陈皮、姜半夏、木香、砂仁、茯苓、鸡内金、党参、白术、三棱、甘草。

［功用］温阳益气，和胃消食。

［主治］脾胃阳虚之饮食内停症。畏寒肢冷，食少难消，脘腹胀闷，大便溏薄，舌苔白腻，脉弦细。

（十三）附子配化痰止咳药

1. 附子配温化寒痰药

［代表方］附子小青龙汤（经验方）。

［组成］炮附子、淡干姜、麻黄、桂枝、白芍、五味子、细辛、姜半夏、象贝母、白芥子、甘草。

［功用］解表散寒，温肺化饮。

［主治］外寒内饮证，恶寒发热，无汗，胸闷喘咳，痰多而稀，或痰饮喘咳，不得平卧，或身体疼重，头面四肢浮肿，大便溏薄，舌苔白滑，脉浮者。

2. 附子配清化热痰药

［代表方］清肺回阳汤（经验方）。

［组成］炮附子、淡干姜、红参、炒黄芩、鹅不食草、光杏仁、炒苏子、象贝母、炙枇杷叶、败酱草、鱼腥草、半枝莲、炒葶苈子、枳实、半夏、甘草。

［功用］温阳益气，清肺化痰。

［主治］肺部感染性休克之亡阳证，素患慢性支气管炎，常有咳喘，痰白或黄，黏稠难出，食欲不振，大便秘结，甚者不能平卧，突发神志不清，唇紫而青，手足冰凉，体温、血压下降，汗出而稀。舌质暗红，舌质白腻而厚，脉细弱。

3. 附子配止咳平喘药

［代表方］附子温阳止嗽汤（经验方）。

［组成］炮附子、淡干姜、麻黄、光杏仁、姜半夏、象贝母、当归、炒苏子、厚朴、紫菀、冬花、茯苓、细辛、五味子、甘草。

［功用］温肺化痰，降气平喘。

［主治］上实下虚之喘咳。痰涎壅盛，喘咳短气，胸膈满闷，或腰痛脚弱，肢体倦怠；或肢体浮肿，舌苔白滑或白腻，脉弦滑。

（十四）附子配补虚药

1. 附子配补气药

［代表方］四逆加人参汤（《伤寒论》）。

［组成］炮附子、淡干姜、甘草、人参。

［功用］回阳救逆，益气固脱。

［主治］四肢厥逆，恶寒倦卧，脉微而复利，利虽止而余证仍在者。

2. 附子配补阳药

［代表方］复方壮阳汤（经验方）。

［组成］炮附子、淡干姜、党参、白术、茯苓、仙灵脾、补骨脂、锁阳、鹿角片、枸杞子、菟丝子、阳起石、当归、红花、木香、甘草。

［功用］温补脾肾，壮阳振痿。

［主治］阴茎勃起功能障碍之阳虚证。阳痿早泄，畏寒肢冷，神疲乏力，腰膝酸软，大便溏薄，小便清长或液尿频数，舌淡苔白，脉沉细。

3. 附子配补血药

［代表方］肾气丸（《金匮要略》）。

［组成］干地黄、薯蓣、山茱萸、泽泻、茯苓、丹皮、桂枝、炮附子。

［功用］温肾助阳。

［主治］肾阳不足证，腰痛脚软，身半以下常有冷感，少腹拘急，小便不利或小便反多，入夜尤甚，阳痿早泄，舌淡而胖，脉细弱，以及痰饮，水肿，消渴，脚气，转胞等。

4. 附子配养阴药

［代表方］加味肾气丸（经验方）。

［组成］炮附子、淡干姜、枸杞子、菟丝子、山茱萸、山药、鹿角片、桑寄生、丹皮、茯苓、泽泻、太子参、莲子肉、芡实、麦冬、五味子。

［功用］温阳滋阴，补肾固摄。

［主治］消渴病（下消）之阴阳二虚证，小便频数，混浊如膏，甚至饮一溲一，面容憔悴，耳轮干枯，腰膝酸软，畏寒肢冷，阳痿或月经不调，舌淡苔白而干，脉沉细无力。

（十五）附子配收敛药

［代表方］附子温脏汤（经验方）。

［组成］炮附子、淡干姜、党参、白术、茯苓、补骨脂、淡吴萸、台乌、芡实、肉豆蔻、五味子、炒地榆、甘草。

［功用］温补脾肾，涩肠止泻。

［主治］慢性结肠炎之脾肾阳虚证。五更泄泻，或久泻不愈，或白色黏冻样便，畏寒肢冷，神疲乏力，不思饮食，食不消化，或腹中冷痛，舌淡苔白，脉沉迟无力。

（十六）附子配驱虫药

［代表方］乌梅丸（《伤寒论》）

［组成］乌梅、细辛、淡干姜、黄连、当归、炮附子、蜀

椒、桂枝、人参、黄柏。

［功用］温脏安蛔。

［主治］蛔厥证，腹痛时作，心烦呕吐，时发时止，常自吐蛔，手足厥冷。亦治久痢久泻。